Original: Kneipp-Texte

ORIGINAL: KNEIPP-TEXTE

Geordnet und erklärt von
Dr. Marcela Ullmann
Mit einem Vorwort von
Dr. med. W. Brüggemann
Nachwort: Ludwig Burghardt

Bad Wörishofen

1
KNEIPP
HEUTE
SACHON

CIP-Titelaufnahme der Deutschen Bibliothek

Kneipp, Sebastian:
Original: Kneipp-Texte / geordnet und erklärt von Marcela Ullmann.
Mit einem Vorwort von W. Brüggemann. Nachwort: Ludwig Burghardt.
Bad Wörishofen: Sachon, 1988 (Kneipp heute; Bd. 1)
ISBN 3-923493-45-2
NE: Ullmann, Marcela [Hrsg.]; Kneipp, Sebastian: [Sammlung]; GT

Umschlag: Rainer Kaiser
Satz: Reinhard Amann, Leutkirch
Druck: Ebner Ulm
1988

Inhalt

Vorwort

Dieses Buch vermittelt dem Laien in einer anschaulichen, gut verständlichen Form ein lebendiges Bild über das Wirken von Sebastian Kneipp. Die von ihm inaugurierte und nach ihm benannte Therapie hat in den letzten Jahren einen großen Aufschwung genommen. Am bekanntesten ist dabei die „Hydrotherapie“ (Wasserbehandlung). Diese wurde schon in der Antike und später von Hahn und anderen Heilkundigen angewendet. Das große Verdienst Kneipps ist es gewesen, daß er diese Wasseranwendungen so verfeinert hat, daß sie dem Funktionszustand des jeweiligen Patienten angepaßt werden konnten. Über 100 verschiedene Wasseranwendungen – mit kaltem, wechselwarmen, warmen, heißem Wasser, mit kleinen und großen Reizen – stehen zur Verfügung. Halhuber hat das einmal als „Mikroschraube der Hydrotherapie“ bezeichnet.

Kneipp war kein Arzt, aber eine heilerische Persönlichkeit. Er war ein guter Krankenbeobachter und korrigierte individuell seine therapeutischen Maßnahmen. Auf Grund seiner seelsorgerischen Tätigkeit hatte er eine große Zuwendung zu seinen Kranken und half Ihnen gezielt mit Rat und Tat.

Außer der Wasserbehandlung gehört noch die Phytotherapie (Behandlung mit „milden“ pflanzlichen Arzneimitteln), die Bewegungstherapie, eine naturgemäße Ernährung und die Ordnungstherapie dazu. Kneipp hat sie in seinem Buch „So sollt ihr leben“ ausführlich beschrieben. Kneipp war kein fanatischer „Heilpraktiker“. Schon zu seinen Lebzeiten hat er eingesehen, und immer wieder betont, daß seine Behandlungsweise in die Hände der Ärzte gelegt werden müsse. Zahlreiche Ärzte folgten diesem Ruf und bildeten schon zu seinen Lebzeiten einen Kneipp-Ärztebund. Außerdem wurde für Laien ein Kneipp Bund gegründet, der über 100000 Mitglieder zählt und in vielen Städten Kneipp-Vereine unterhält. Das

Problem unserer Zeit ist die Passivität und Bequemlichkeit in Gesundheitsfragen. Viele Menschen nehmen lieber eine Pille, anstatt selbst an der Gesundheit mitzuarbeiten.

Gesundheit ist aber an aktiver Leistung und Ordnungsfähigkeit in Ruhe gebunden nach dem Motto: „Untätigkeit schwächt, Übung stärkt, Überlastung schadet.“ Das gilt sowohl für den körperlichen, wie für den geistig-seelischen Bereich. Der biologische Tag-Nacht-Rhythmus, mit einer Arbeitsphase am Tage und einer Erholungsphase in der Nacht, sollte weitgehend eingehalten werden. Eine ständige Störung dieses Rhythmus führt zu einer vermehrten Krankheitsbereitschaft und gefährdet die Gesundheit. Wir haben heute in der hochzivilisierten Welt eine Informationsüberflutung, die oft zu Unsicherheit und Orientierungslosigkeit führt und seelische Probleme fördert. Die Ordnungstherapie weist darauf hin, daß man sich in seinem Leben einen Standpunkt erarbeiten muß, von dem man Zielvorstellungen für ein sinnvolles Leben erarbeitet. Bei gläubiger Hingabe an eine Religion, ist das kein Problem. In der heutigen, hochzivilisierten, technischen Welt, ist das wesentlich schwerer. Das ständige Zunehmen psychischer Probleme zeugt davon. „Innere Zufriedenheit ist ein Gesundheitsfaktor, innere Zerrissenheit dagegen eine ausgesprochener Risikofaktor.“

Die in diesem Buch vorgelegten zahlreichen Zitate aus den Büchern Kneipps geben Zeugnis von der Vitalität, der Menschenfreundlichkeit, dem gesunden Menschenverstand und seinen Forderungen für ein lebenswertes Leben. Solches Leben muß der Mensch aktiv gestalten und sich daher auch an der Erhaltung oder gegebenfalls an der Wiedergewinnung seiner Gesundheit aktiv beteiligen. Zum Nulltarif gibt es sie nicht!

Die Kneipptherapie ist in hohem Maße eine präventive Handlungsweise, die Krankheiten vorbeugen und die Lebensfreude erhalten soll. Sie betrachtet sich nicht als Alternative, sondern als Bereicherung und Ergänzung der

Schulmedizin. Beide müssen ihre Möglichkeiten und Grenzen kennen. Nicht das Gegeneinander, sondern das Miteinander derselben dient dem Wohle unserer Mitmenschen.

Ich wünsche dem Buch eine weite Verbreitung.

Dr. Wolfgang Brüggemann, Münster

Einleitung

Als Sebastian Kneipp im Juni 1897 starb, war er weltberühmt und seine Heilmethode weit über die Grenzen Deutschlands hinaus bekannt. Eine amerikanische Zeitung hatte noch zu seinen Lebzeiten die Leser befragt, wen sie für die bedeutendste Persönlichkeit der Gegenwart hielten. Die Antworten waren überraschend. Gleich nach dem damaligen amerikanischen Vizepräsidenten und späteren Präsidenten Roosevelt und dem deutschen Reichskanzler Bismarck kam an dritter Stelle der Wörishofener Pfarrer Kneipp.

Was war es, das einen einfachen deutschen Priester, der die Grenzen des eigenen Landes kaum je verlassen hatte, zu einer solch bedeutenden Gestalt der Zeitgeschichte machte?

Warum waren die gesundheitlichen Ratschläge eines Mannes, der nie Medizin studierte von solch einer Bedeutung, daß jährlich Tausende nach Wörishofen kamen, um für ihre Leiden Linderung zu suchen?

Wie konnte in einer Zeit, in der es weder Satelliten, noch Fernsehen gab, überhaupt jemand in so kurzer Zeit sogar zwischen Kontinenten solche Popularität gewinnen?

Der beispiellose Erfolg von Pfarrer Kneipp und seiner Behandlung wiegt heute umso schwerer, als wir in einer Zeit leben, in der zwar Nachrichten blitzschnell übermittelt, aber genauso schnell wieder vergessen werden.

Die Popularität der Kneippschen Medizin ist sicher nicht alleine damit erklärt, daß die Menschen seiner Zeit aufmerksamer waren als heute. Sie ist in ihrer Qualität begründet. Die Erfolge der Heilbehandlungen nach Pfarrer Kneipp haben auch nach 100 Jahren nicht nachgelassen. Im Gegenteil. Trotz zahlreicher Fortschritte der modernen Medizin und der veränderten Lebensweise – oder vielleicht gerade deswegen – sind die Ratschläge und Behandlungsverfahren nach Sebastian Kneipp wertvoller denn je.

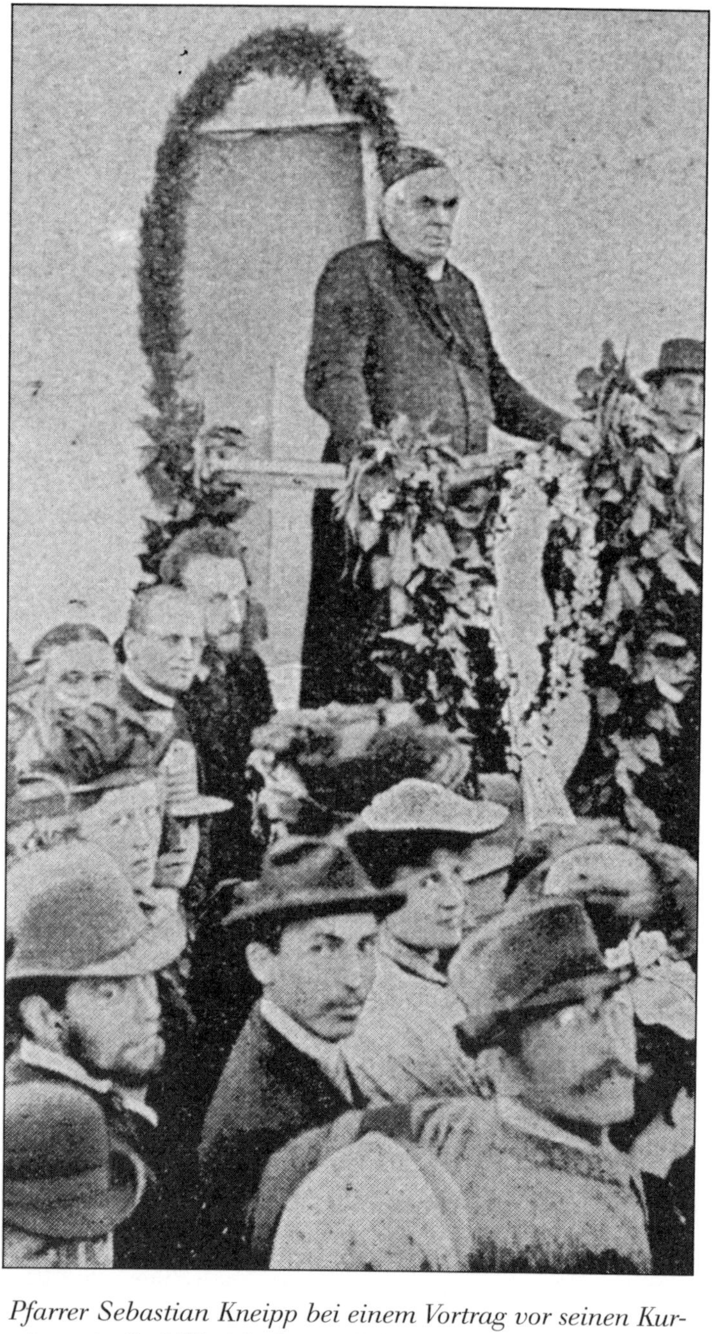

Pfarrer Sebastian Kneipp bei einem Vortrag vor seinen Kurgästen in Bad Wörishofen im Jahre 1891

Trotzdem wird sich heute kaum jemand die Zeit nehmen, die schriftliche Hinterlassenschaft des Wörishofener Pfarrers zu studieren. Dabei spielt sicher die Tatsache, daß die meisten Menschen heutzutage wenig Muse für die Lektüre längerer Texte haben, auch eine Rolle. Darüber hinaus gibt es aber noch einige andere, wohlverständliche Gründe, warum man mit den Originalwerken Kneipps nur schwer klar kommt.

Sebastian Kneipp hatte seine Bücher nur nebenbei schreiben können, seine Hauptarbeit bestand im Behandeln von Kranken und in der direkten persönlichen Aufklärung seiner Patienten.

Seine Vorträge waren, wie er selbst befriedigt festellen konnte, immer gut besucht: „Ich freue mich immer, wenn ich sehe, wie meine Kurgäste so fleißig zum Vortrag kommen.“ Er war also mehr ein Mann des gesprochenen Wortes und das merkt man auch seinen Schriften deutlich an. Sie sind voll persönlicher Anreden, schweifen stellenweise ab und versuchen immer wieder den Leser „in ein Gespräch“ zu verwickeln.

Verständlich daher, daß jemand, der sich zunächst nur sachlich über die Grundgedanken der Kneippschen Lehre informieren will, angesichts der „dicken Wälzer“ vor deren Lektüre abgeschreckt werden könnte.

Deshalb haben wir uns entschlossen, dieses Buch zu erarbeiten. Es soll die Gedanken Sebastian Kneipps zu Gesundheit und Krankheit, Leben und Heilung und seiner Sicht der Welt den Lesern anhand von ausgewählten Originalzitaten leichter zugänglich machen. Dabei haben wir uns auf die gerade für den modernen Menschen wesentlichen Aussagen beschränkt.

So glauben wir, Ihnen im Rahmen des knappen Umfangs doch ein recht umfassendes Bild des Kneippschen Gedankengebäudes zu bieten.

Vielleicht fragen Sie sich: Wie kann man ohne Verzerrungen aus 4 Bänden ein Buch machen?

Die Antwort auf diese Frage ist leicht. Die Texte von Sebastian Kneipp bestehen zu einem großen Teil aus Fall-

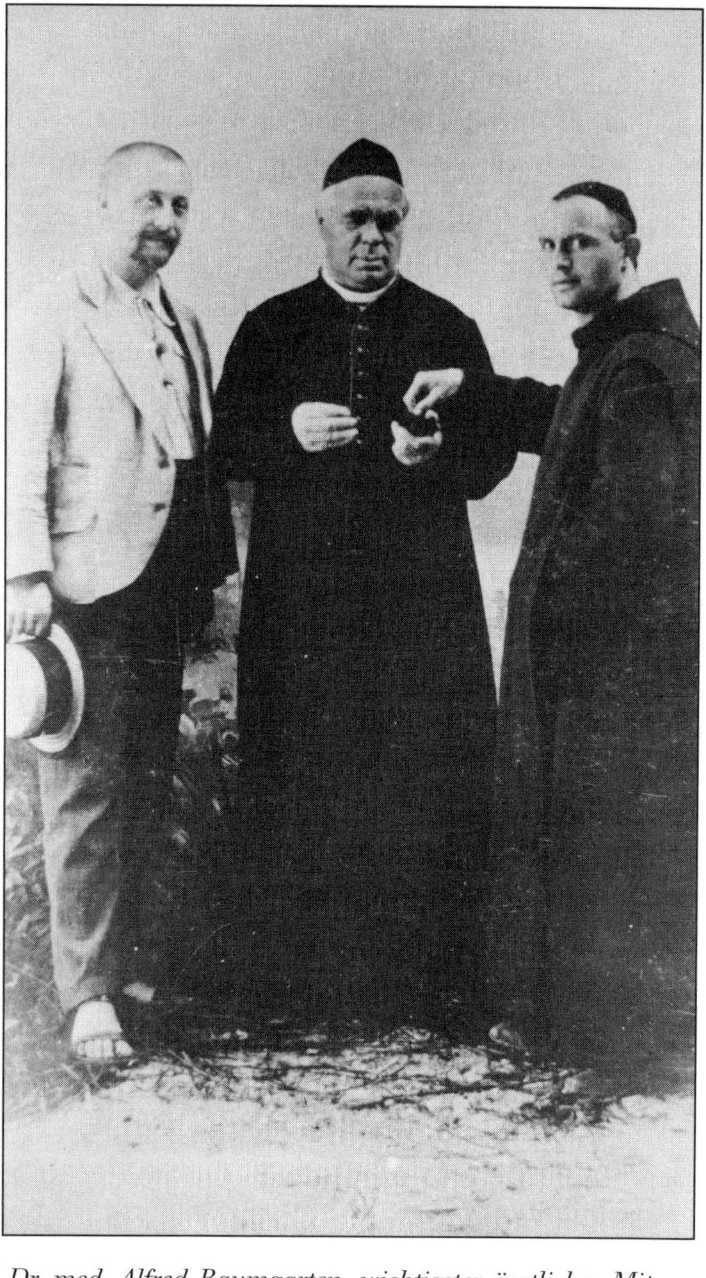

Dr. med. Alfred Baumgarten, wichtigster ärztlicher Mitarbeiter Kneipps; Sebastian Kneipp; Prior Bonifaz Reile, Leiter des Sebastianeums (erste Kneipp-Kurklinik).

berichten. Der Pfarrer und Behandler hatte sein lebenlang mit sehr vielen Menschen zu tun gehabt, und die meisten seiner Lehrsätze entspringen seinen eigenen Erfahrungen. Die manchmal sehr ausführlichen Darstellungen einzelner Fälle haben wir hier natürlich nicht berücksichtigt.

Wer sich also neben den Ansichten und Erkenntnissen von Sebastian Kneipp noch für konkrete Anwendungsbeispiele oder den Zeitkolorit interessiert, sollte die Originalwerke lesen. Sie waren ja alle für Patienten, also Laien, und nicht für die Mediziner geschrieben worden, so daß jeder seine Ausführungen verstehen kann.

Der vorliegende Auswahlband beinhaltet im wesentlichen das ganze Gedankengut eines Heilers, der nicht nur in seiner Zeit tiefe Spuren hinterlassen hatte, sondern auch heute die Lebensweise von Tausenden von Menschen beeinflußt.

Man sagt zwar, daß Bücher die Welt nicht verändern können; offensichtlich gibt es aber Ausnahmen. Sebastian Kneipp konnte für seine Vorstellungen bereits zu seinen Lebzeiten Tausende von Anhängern gewinnen und auch heute praktizieren zahlreiche Ärzte und Sanatorien nach den Grundsätzen seiner Medizin.

Deshalb wird es auch Ihr Nutzen sein, sollten Sie durch seine Texte ein anderes Verständnis für ihren Körper und Ihre Lebensweise entwickeln. Vielleich finden sie hier sogar den Schlüssel zur Lösung einiger Ihrer gesundheitlichen Probleme, mit denen Sie sich möglicherweise schon länger herumplagen.

Dies wäre ganz im Sinne von Sebastian Kneipp, der dazu meinte:

„Doch soll der Mensch nicht bloß zu seinem Schöpfer flehen um Gesundheit und langes Leben, sondern er soll auch seinen Geist gebrauchen, um die Schätze zu finden und zu heben, welche der allgütige Vater in die Natur hineingelegt hat als Heilmittel für die vielfachen Übel dieses Lebens.“

Kleines Lexikon

Erst beim Umgang mit heranwachsenden Kindern merkt man, daß nicht nur die Kleider, sondern auch die Sprache dem Wandel der Mode unterworfen ist. Zu etwas, das gut gelungen war, sagte man zu Lebzeiten von Sebastian Kneipp, also vor etwa 100 Jahren, es sei „rechtschaffen gut". Die Blumenkinder der 60er Jahre hätten das gleiche „richtig high" gefunden und für die heutigen Jugendlichen wäre derselbe Vorgang höchstwahrscheinlich „total super geil".

Wir sind zwar noch nicht ganz soweit, daß wir zur Kommunikation zwischen den Generationen ein Wörterbuch gebrauchen müßten, aber irgendwann kann auch das noch kommen.

Für die Lektüre älterer Schriften ist es aber in jedem Falle notwendig, die jeweils zu Lebzeiten des Verfassers geltenden Bedeutungen der wichtigsten Begriffe zu kennen. Sonst sind manche Sätze unklar, in jedem Falle aber bleibt einiges an Verständnis auf der Strecke. Deshalb finden Sie an dieser Stelle ein kleines Lexikon der wichtigsten Begriffe, die in den Originaltexten vorkommen, deren Bedeutung sich aber im Laufe der Zeit gewandelt hat.

Wir wollen sie „übersetzen" und erklären, damit die Kneippschen Lehrsätze nicht mißverstanden werden. Dieses Lexikon soll Ihnen also das Lesen der folgenden Seiten erleichtern.

Abhärtung = das wichtigste Anliegen von PfarrerKneipp. Soll die Anpassungsfähigkeit des Organismus steigern und damit krankmachenden Einflüssen von Außen vorbeugen (siehe auch Verweichlichung).

Aderlaß = eine Heilmethode, die seit dem Altertum praktiziert wird. Mit einem scharfen Messer wird dazu eine Vene eröffnet und etwas Blut abgelassen. Im

Mittelalter galt der Aderlaß als ein Universalheilmittel und wurde gegen fast jede Krankheit verordnet. Damit geriet er zu Recht in Verruf und im Laufe des 19. Jahrhundert dann in Vergessenheit.

Allopathie = die fachliche Bezeichnung für die sogenannte Schulmedizin. Sie versucht Patienten dadurch zu helfen, daß sie direkt auf den Krankheitsprozeß einwirkt, indem sie z.B. Wunden näht oder mit Hilfe von Medikamenten die Krankheitserreger bekämpft. Damit steht sie im Gegensatz zur Homöopathie und Naturmedizin, die nicht gegen die Krankheiten ankämpfen, sondern versuchen die Gesundheit durch die Stärkung der Selbstheilungskräfte des Organismus wiederherzustellen.

Ausleitung = ist ein Bestandteil jener medizinischen Behandlung, die davon ausgeht, daß sich bei jeder Krankheit im Organismus Giftstoffe bilden. Will man wieder gesund werden, müssen diese Stoffe ausgeschieden werden. Für die Ausscheidung gibt es dann eine Reihe von Möglichkeiten, z.B. über die Haut mit Pflastern, über den Darm durch Einläufe oder über die Niere durch vermehrte Flüssigkeitszufuhr.

Ausleitungsverfahren waren die wichtigsten medizinischen Maßnahmen bis in das 19. Jahrhundert.

Blutarmut = lateinisch Anämie. Von dieser Krankheit werden hauptsächlich junge Frauen betroffen, sie kann aber auch als Folge starken Blutverlustes auftreten. Starke Müdigkeit und auffällige Blässe sind die äußeren Kennzeichen. Innerlich entsteht Blutarmut als Folge eines Eisenmangels. Bei dieser Störung ist die Anzahl roter Blutkörperchen vermindert und deshalb die Blutbildung gestört.

Füße = an manchen Stellen in seinen Texten meint

Kneipp, wenn er von Füßen spricht, die ganzen Beine. Deutlich wird es besonders dort, wo er über Krampfadern und Venenkrankheiten spricht.

Homöopathie = eine von Samuel Hahnemann erarbeitete medizinische Lehre, nach der „gleiches mit gleichem" geheilt wird. In einem Befragungsverfahren, der Repertorisation, wird gleichzeitig die Diagnose gestellt und das passende Medikament ausgesucht. Die Homöopathen verwenden als Arzneien hohe Verdünnungen von Stoffen, die nach genau bestimmten Verfahren durch Verschüttelung oder Verreibung hergestellt werden. Die einzelnen Verdünnungsstufen nennt man Potenzen.

Hydropath = ein Behandler, der mit Hilfe von Wasser Krankheiten behandelt.

Katarrh = heute wird unter Katarrh eine Halsentzündung verstanden, die durch eine Erkältung verursacht wurde. Zu Lebzeiten von Sebastian Kneipp hatte der Begriff eine wesentlich breitere Bedeutung. Man war der Meinung, daß sich auch andere Teile, nicht nur die Schleimhäute im Kopfbereich, durch äußere Einflüsse entzünden können, also Katarrh bekommen können. Der damalige Gebrauch dieses Begriffes kommt unserer heutigen Vorstellung vom entzündlichen Rheuma am nächsten.

Körper = kann mehrere Bedeutungen haben. Kneipp verwendet diese Bezeichnung nicht nur für den Leib, sondern eher für Fremdkörper, also für Erreger und Stoffe, die in den menschlichen Organismus eindringen und dort Krankheiten verursachen können.

Kopfleiden = hat bei Kneipp nicht der Patient, der unter einer Gemütskrankheit leidet, sondern der Kopfweh hat.

Lokal = Zimmer, Raum

Nährstoffe = unter Nährstoffen kann zweierlei verstanden werden. Entweder sind alle Stoffe gemeint, die dem Körper durch die Nahrung zugeführt werden, oder nur die lebenswichtigen Stoffe wie Vitamine, Mineralien und Spurenelemente, die der Organismus braucht, aber nicht selber bilden kann. Bei diesen Stoffen ist der Körper darauf angewiesen, daß sie ihm durch die Nahrung ausreichend zugeführt werden.

Kneipp gebrauchte das Wort Nährstoffe meistens für alle Stoffe die der Organismus verwerten kann. An manchen Stellen aber, z. B. dort, wo er über Wein spricht, meint er nur die, den Körper aufbauenden, „gesunden" Stoffe.

Nährwert = kann ebenfalls zwei Bedeutungen haben. Gewöhnlich wird der Nährwert einer Speise nach der Menge der Kalorien bzw. Joule berechnet, die sie dem Körper zuführt. So verstanden hat also Butter mit etwa 720 kcal pro 100 Gramm einen 36mal höheren Nährwert als Spinat, der nur ungefähr 20 kcal pro 100 Gramm liefert.

Man kann es aber auch anders sehen. Nach der anderen Auffassung zählen zum Nährwert einer Speise die „leeren Kalorien", wie z. B. Zucker, nicht, sondern nur diejenigen Stoffe, die der Körper für seinen Aufbau und ungestörtes Funktionieren braucht.

Kneipp benützte den Begriff Nährwert in diesem zweiten Sinne.

nasses Hemd = ist eine früher häufig gebrauchte Wickelform, die besonders bei Kindern angewandt wurde.

Der Gebrauch eines „nassen Hemdes" ist denkbar einfach. Sie brauchen nur ein baumwollenens Unterhemd oder T-Shirt im kalten Wasser nass machen, auswringen und dem fiebernden Kind anziehen.

Darüber wird ein warmes Oberteil überzogen und der Patient gut zugedeckt.

Eine andere Variante des nassen Hemdes ist das Salzhemd. Dabei wird das Wäschestück ins Salzwasser gelegt, getrocknet und über Nacht angezogen. (Dient der Ausleitung von Giftstoffen z.B. nach Infektionskrankheiten oder der Beschleunigung des Krankheitsprozesses. Kommt nach dem Salzhemd ein Ausschlag, wird es als Erfolg gewertet.)

Natur = die gängige Bedeutung von Natur als Landschaft kommt bei Kneipp überhaupt nicht vor. Er gebraucht dieses Wort ausschließlich für den menschlichen Körper.

Reizmittel = ist ein heute in der Medizin nur noch selten benütztes Wort. Gelegentlich rät der Arzt einem Patienten für den Urlaub aus gesundheitlichen Gründen ein Reizklima zu wählen, ansonsten aber bleibt der Einfluß von Außenreizen auf den Körper in der modernen Behandlung praktisch unbeachtet. In der Zeit von Sebastian Kneipp hatte man dagegen über die Reize, die aus der Natur und der Nahrung auf den Körper eines Menschen ausgeübt werden, noch intensiv nachgedacht und sie in die Empfehlungen für richtige Lebensweise mit einbezogen.

Für Kneipp waren Reizmittel Stoffe, die den Körper zu einer starken Reaktion anstacheln, ja sogar zu einer Überreaktion führen können.

Schlips = in den Schriften von Kneipp ist damit nicht die Krawatte, sondern ein Halstuch bzw. Schal gemeint.

spanischer Mantel = Kneippsche Bezeichnung für den Ganzwickel.

Anleitung zu dieser Behandlungsart und ihre Auswirkung wurde vom Kneipp ausführlich beschrieben.

Stuhlverhärtung = Verstopfung. Kam offensichtlich in der Zeit von Sebastian Kneipp bereits genauso häufig vor, wie heute.

Verweichlichung = ein heute kaum noch benützter Ausdruck für Anfälligkeit.

Wegen der etwas streng lautenden Begriffe „Abhärtung" und „Verweichlichung" trug die Kneippsche Medizin lange Zeit das Ansehen einer harten, freudlosen Heilkunde, die nur aus strengen Maßnahmen besteht und jede Fröhlichkeit als Schwäche bekämpft.

Davon, daß dieses Bild nicht stimmt, kann sich jeder bei einer Kneippkur selber überzeugen. Aber auch beim Lesen der Originalwerke von Kneipp wird bald klar, daß der Geistliche und Behandler aus seinen Patienten keine harten Menschen machen wollte, wenn er von Abhärtung sprach. Er wollte sie vielmehr widerstandsfähig machen, gegen die krankmachenden Einflüsse aus der Umwelt und ihre Belastbarkeit im körperlichen und seelischen Bereich erhöhen.

Ein Körper, der nicht gewohnt ist, sich beim Angriff von Kälte oder Krankheitserregern zu wehren, ist anfällig und wird leicht krank. Wenn Sebastian Kneipp also gegen die Verweichlichung wettert, tadelt er nicht etwa die Lebensfreude. Im Gegenteil. Er will vielmehr die Labilität, also die mangelde Festigkeit im Körperlichen und Geistigen verbessern, damit die Menschen mehr Kraft für die erfreulichen Sachen des Lebens haben.

Zugpflaster = ist ein Spezialpflaster, mit dessen Hilfe über die Haut Giftstoffe aus dem Körper ausgeleitet werden.

Zugpflaster können nach verschiedenen Rezepturen aufbereitet werden, die der Behandler jeweils individuell festlegt.

Für die nachfolgenden Kneipp-Texte haben wir folgende Originalwerke vom Kneipp verwendet:

Mein Testament für Gesunde und Kranke
Erschienen im Jahre 1894 = I

Rathgeber für Gesunde und Kranke
Erschienen im Jahre 1891 = II

So sollt ihr leben
Erschienen im Jahre 1897 = III

Neue Vorträge von S. Hochwürden Msgr. Seb. Kneipp, Pfarrer und päpstlicher Geheim-Kämmerer.
In dessen Auftrag gesammelt und herausgegeben von Louise Marie Schweizer im Jahre 1894 = IV

Meine Wasserkur
Erschienen im Jahre 1888 = V

Damit Sie das jeweilige Zitat im Original schnell finden können, sollten Sie es in einem größeren Zusammenhang nachlesen wollen, haben wir es gekennzeichnet. Den Originalband – wie oben – mit einer römischen Nummer, die Seitenzahl in Klammern dahinter.

Alle Bücher sind im originalgetreuen Nachdruck erschienen, so daß sie bei der Suche nicht auf alte, vergriffene Auflagen angewiesen sind.

Gesundheit und Krankheit

Wir alle sprechen gerne über „unser höchstes Gut", die Gesundheit, aber keiner kann sagen, was sie wirklich ist. Auch nicht jene medizinischen Institutionen oder Gesundheitsbehörden, die mit ihr täglich von Berufs wegen umgehen.

Vor etwa 50 Jahren hatte die Weltgesundheitsorganisation WHO eine Definition von Gesundheit verabschiedet, die so umfassend ist, daß nach ihren Maßstäben überhaupt kein Mensch auf der Welt gesund sein könnte. Wenigstens nicht länger als ein paar Tage. Nach dieser Definition ist nämlich Gesundheit nicht nur das Freisein von Krankheit und Gebrechen, sondern ein „Zustand des vollständigen körperlichen, geistigen und sozialen Wohlbefindens". Vor 100 Jahren waren die Menschen da etwas bescheidener. Für die Zeitgenossen von Sebastian Kneipp galt jeder Körperteil, den man nicht „spürte" und jede Funktion, die sich nicht bemerkbar machte, als gesund.

Sebastian Kneipp war allerdings mit seiner stetigen Betonung der Vorbeugung seiner Zeit weit voraus. Aber nicht nur damit. Er gehörte auch zu den Pionieren der Ganzheitsmedizin, denn er sah den Körper, die Seele und den Geist stets als eine Einheit an. Die nachfolgenden Zitate belegen dies eindrucksvoll.

Das hatte ihm selbstverständlich nicht nur Freunde beschert. Die Anfeindungen, die ihm die damalige Schulmedizin entgegenbrachte, waren nicht weniger heftig, als die Zustimmung seiner Anhänger. Sebastian Kneipp hatte sich allerdings weder von den einen noch von den anderen beirren lassen; er orientierte seine Vorstellung von Gesundheit und Krankheit nicht an der Reaktion der Außenwelt, sondern an seinen konkreten Erfahrungen mit kranken Menschen.

Was dem Menschen hilft

Vieles, was in diesem Buche gesagt ist, wird vielleicht nicht die Billigung der akademischen Ärzte finden, sie werden es mit dem sogenannten heutigen Standpunkte ihrer Wissenschaft nicht vereinbar finden. Das kann mich aber nicht abhalten, es niederzuschreiben, denn der Erfolg ist der beste Lehrmeister der Wahrheit; was dem Menschen hilft, was ihn gesund macht, das ist gut für ihn. Wenn er aber noch so regelrecht behandelt und dadurch zu Grunde gerichtet worden ist, so kann ihm die Thatsache, daß er ganz den Resultaten der Wissenschaft gemäß behandelt wurde, wohl kaum einen Trost in seinem Elend gewähren.

(1)

*

Langes Leben

Das Leben ist eine Gabe, eine Gnade unseres Schöpfers, die Jeder hochschätzt, denn Jeder möchte gern recht lange leben, und sterben kommt Jedem bitter vor. Somit möchte auch jeder Mensch gesund sein.

(2)

*

Körper und Geist

So erhaben der menschliche Geist ist, ein Bild des Schöpfers durch seinen Verstand und freien Willen, so kann dieser Geist doch nur in Vereinigung mit dem Leibe seine Aufgabe auf Erden erfüllen. Dieser ist gleichsam seine Wohnung, das Werkzeug, dessen er zur Vollführung seiner Aufgabe bedarf. Wie es nun einen großen Unterschied macht, ob man in einem festen gesunden Hause oder in einer morschen, baufälligen Hütte wohnt, so ist es auch für den menschlichen Geist etwas ganz Anderes, ob der Leib gesund und kräftig, oder gebrechlich und schwach ist.

(3)

*

Beseitigung der Übel

Ist es der Menschheit auch verheissen, daß sie viel Leiden und Mühsale ausstehen müsse, so dürfen wir doch mit Grund annehmen, daß die Menschen sich selber viel mehr Leiden und Mühsale auferlegen oder schuld an solchen sind, als der unendliche Schöpfer der Menschheit auferlegt. Wieviele Uebel würden beseitigt, wenn die Menschen leben würden, wie sie leben sollen!

(4)

*

Krankheiten

Wunderbar ist der menschliche Körper in all seinen Theilen vom kleinsten Gefäß bis zum größten Knochen. So wunderbar aber die schöne Harmonie einzelner Theile, gerade so leicht können Körpertheile schadhaft werden, so daß einzelne Theile nicht mehr so sind, wie sie sein sollen, und in Folge dessen auch ihre Funktionen nicht mehr aufs getreuster verrichten können. Ist dieser Zustand an einem einzelnen Theile oder am ganzen Körper eingetreten, dann heißt es, er ist krank.

... (5)

Es gibt viele Krankheiten, die man dem Menschen vom Gesicht ablesen kann.

... (6)

Ich bin der Überzeugung, daß es gar keine Krankheit gibt, welche nicht nach und nach den ganzen Körper erfaßt. Und wenn auch die Krankheit an einer einzigen kleinen Stelle beginnt, so verbreitet sie sich allmählich weiter, bis der ganze Körper nach und nach von ihr ergriffen wird. Ich betrachte im Allgemeinen die kranke Stelle nur als den Kopf der Krankheit, der jedem Beobachter sofort in die Augen fällt, wie der Baum der aus der Erde heraus wächst.

(7)

*

Krankheit aus der Angst

Furcht, Angst und Schrecken machen die Natur empfindlich für solch ansteckende Krankheiten; man kann auch sagen, sie führen der Krankheit gleichsam entgegen.

(8)

*

Aktiv gesund

Doch soll der Mensch nicht bloß zu seinem Schöpfer flehen um Gesundheit und langes Leben, sondern er soll auch seinen Geist gebrauchen, um die Schätze zu finden und zu heben, welche der allgütige Vater in die Natur hineingelegt hat als Heilmittel für die vielfachen Übel dieses Lebens.

(9)

Vorbeugung und Heilung

Die moderne Medizin steckt in einer paradoxen Situation: Während wir mit Erfolg Herzen verpflanzen oder in Körperteile hineinschauen können, die früher völlig unzugänglich waren, bleibt z.B. die Allergie, unter der inzwischen jeder vierte Bundesbürger leidet, oder auch der banale Schnupfen unbesiegbar.

Der Alltag des modernen Menschen ist also, trotz des wissenschaftlichen Fortschritts, nicht weniger durch Krankheiten beeinträchtigt, als es zur Zeit von Sebastian Kneipp der Fall war. Und so schwindet die Euphorie über die neuen Möglichkeiten im gleichen Tempo, in dem die chronischen Krankheiten zunehmen. Man besinnt sich wieder verstärkt der alten Lehren wie der von Pfarrer Kneipp und stellt mit Erstaunen fest, wie weitblickend sie waren.

Was in folgenden Zitaten, in einer uns vielleicht etwas antiquiert anmutenden Sprache, zum Ausdruck kommt, sind nichts anderes als Schlußfolgerungen, die Mediziner aufgrund ihrer neuesten Forschungsergebnisse auch ziehen müssen: die uns wohl vertraute Forderungen nach mehr Vorbeugung, der Ruf nach dem mündigen Patienten und vor allem die ganzheitliche Betrachtungsweise des Menschen. Bewundernswert auch die Konsequenz von Kneipp, wenn es darum ging, den Patienten in die Sorge um seine Gesundheit mit einzubeziehen.

Interessant auch seine Meinung zur Behandlungsdauer. In der Kneipp'schen Medizin hört eine Behandlung nicht dann auf, wenn die Schmerzen vergehen, sondern muß fortgesetzt werden, bis sie im gesunden Alltag mündet. Eine richtige Behandlung, wie sie Sebastian Kneipp vorsah, dient also immer auch der Vorsorge. Der Patient muß deshalb nicht nur während seiner Krankheit, sondern auch danach seine Lebensweise verändern.

Besonders deutlich formulierte Kneipp seine ganzheitliche Auffasung von Gesundheit. Der Körper, die Seele und der Geist waren für den Geistlichen stets eine Einheit. Zu dieser Auffassung konnte sich die naturwissenschaftlich orientierte Medizin erst sehr viel später durchringen.

Einige Worte müßten noch zu den Begriffen „Abhärtung" und „Verweichlichung" gesagt werden. Sie haben der Kneipp'schen Medizin gelegentlich das Image einer strengen „Marterbehandlung" eingebracht.

In nachfolgenden Zitaten können Sie sich aber davon überzeugen, daß dies eine falsche Einschätzung war. Der Seelsorger Kneipp hatte die Empfindungen seiner Patienten keineswegs vergessen, sondern nur vielleicht anders eingeschätzt, als es die verwöhnten Menschen der 2. Hälfte des 20. Jahrhunderts tun. Ersetzen wir aber den Begriff „Abhärtung" durch „Widerstandsfähigkeit" und den der „Verweichlichung" durch „Anfälligkeit", wird uns die Berechtigung und Aktualität seiner Forderungen schnell klar.

Anleitung zum Gesundsein

Möge es mir gelingen, wenn auch nicht einem ganzen Volksstamme, so doch einzelnen Familien, oder einzelnen Familiengliedern oder wenigstens Denjenigen, die lange leben wollen, denen die Gesundheit theuer ist, und die die Welt nicht verlassen wollen, ohne mit Freude und Genugthuung auf ihre Lebensarbeit schauen zu können, eine Anleitung zu geben, in welcher Weise sie es einzurichten haben, damit sie lange leben, gesund und kräftig und somit befähigt sind, ihre Aufgabe glücklich zu lösen.

(10)

*

Krankheitsstoffe ausleiten

Einen Kranken gesund machen heißt alle Krankheitsstoffe in seinem Körper auflösen und ausleiten und seine Natur von allen schädlichen und ihr Verderben bringenden Stoffen befreien.

... (11)

Es ist unmöglich zu heilen, wenn die Natur nicht veranlaßt wird, die Krankheitsstoffe auszustoßen.

(12)

*

Das richtige Maß

Dies ist auch die große Kunst, zu heilen: nicht zu wenig und nicht zu viel und nicht zu oft, Alles zu seiner Zeit.

... (13)

Es bleibt bei mir immer der Grundsatz fest, möglichst gelinde auf die Natur einzuwirken.

(14)

Sanfte Behandlung

Der Hausvater, welcher Taugenichtse längere Zeit beherbergte und aufs Beste gepflegt hat, kann diese nicht auf einmal mit Gewalt aus dem Hause hinauswerfen; er würde sich der Gefahr aussetzen, selbst hinausgeworfen zu werden. Er muß es schon recht vorsichtig und klug anfangen, um ihrer los zu werden. So kann man auch die lästigen Kameraden von Krankheiten und Gebrechen nicht durch schroffe Behandlung auf einmal beseitigen, sondern man muß dabei mit Schonung und Vorsicht verfahren.

(15)

*

Die Zirkulation des Blutes

Wer Kranke heilen will, der muß der Blutzirkulation die allererste und allergrößte Aufmerksamkeit zuwenden; bringt er diese in Ordnung, dann wird er auch am allerbesten die Kranken wieder gesund machen; vermag er aber den Blutumlauf nicht zu regeln, so werden alle Versuche fehlschlagen.

(16)

*

Ganzheitliche Therapie

Mein Hauptgrundsatz ist immer: Um Krankheiten zu entfernen, muß man auf den ganzen Körper einwirken, damit das Blut in vollste Ordnung kommt und auch gleichmäßige Naturwärme erzielt wird.

Es gibt auch manche Hausmittel, welche man anwenden kann, und die mitunter recht gut helfen. Ihre Wirkung ist aber doch gewöhnlich nicht so sicher, als wenn man auf den ganzen Körper einwirkt.

(17)

...

Will man einen Baum aus der Erde ausgraben, so muß man zuerst alle Wurzeln entfernen; erst dann wird der Baum aus dem Boden genommen werden können. Ganz ähnlich verhält es sich mit den Krankheiten.

Wenn auch jede Krankheit ihre eigene Entwicklungsstelle im Körper hat, so erfaßt sie doch den ganzen Körper und wirkt auch auf den ganzen Körper verheerend ein. Würde deshalb Jemand nur an der kranken Stelle herum kurieren, so würde die Wurzel des Krankheitsbaumes in der Natur bleiben, und der Kranke würde nicht gesund werden. Wenn also Jemand krank ist, hat er nicht bloß einen kranken Körpertheil, sondern sein ganzer Körper ist krank.

(18)

*

Heilmittel der Natur

Wie vielfältig muß die Apotheke in ihren Mitteln sein, um gegen die Anzahl der Krankheiten einschreiten zu können? Die Antwort heißt: Das vom Schöpfer der Menschheit verliehene Wasser und die aus dem Pflanzenreich ausgewählten Kräuter machen das Wesentliche aus, Krankheiten zu heilen, und den kranken Körper gesund zu machen.

(19)

*

Lehrmeister Not

Mich hat nicht der Beruf oder die Vorliebe für das Medizinieren dazu gebracht, die heilsamen Wirkungen des Wassers zu erproben, sondern die bittere Noth. Noth lehrt beten und seinen Verstand gebrauchen!

(20)

Vielfalt der Wasseranwendungen

Wie man aus einem großen Ballen Tuch mehrere Kleider machen kann, bis der ganze Ballen aufgebraucht ist, so kann man auch mit dem Wasser eine recht große Anzahl verschiedener Anwendungen machen, vielleich nicht weniger, als man in den Apotheken Häfen mit Medikamenen füllt.

(21)

*

Die Einheit des Körpers

Der ganze Organismus ist gebildet aus Blut; er wird durch das Blut erhalten, wie er auch nur durch das Blut genährt wird. Ist das Blut gut, so ist auch der Zustand einer Person ein guter; ist aber das Blut krank, d.h. mit Krankheitsstoffen vermischt, so leidet darunter auch der ganze Körper.

Wenn nur ein Theil des Körpers mit Ausschlag behaftet wird, so fließt in diesem kranken Theil kein anderes, sondern dasselbe Blut wie in den übrigen Körpertheilen, und die mit Ausschlag behaftete Stelle ist nur der Punkt, welchen sich die Natur als Ausgangstor für die Krankheitsstoffe selbst gesucht hat.

Es muß also der Krankheitsstoff im ganzen Leibe aufgelöst und ausgeleitet werden. Dieses geschieht hauptsächlich auch dadurch, daß eine gute Nahrung besseres Blut bringt. Durch die Anwendungen mit Wasser tritt ein rascherer Stoffwechsel ein.

... (22)

Nach meiner Meinung ist jene Heilmethode die beste, welche den ganzen Körper unterstützt.

(23)

Behandlungsdauer

Man muß aber den Kranken nicht nur so lange behandeln, bis er keine Schmerzen mehr hat, sondern der Körper muß so erstarken, daß er keinen kranken Stoff mehr aufkommen läßt; nur dann ist eine wirkliche Heilung eingetreten.

(24)

*

Heilung und Scharlatanerie

Das Einfache, das Naturgemäße, das Vernünftige wird aufgegeben und die Heilung da gesucht, wo sie nicht zu finden ist, in dem Unnatürlichen, ja Widernatürlichen. Man kann fast sagen: Je absonderlicher eine auftauchende Heilmethode ist, desto mehr Freunde und Anhänger gewinnt sie, bis endlich die leichtgläubige Menge einsieht, daß sie betrogen ist und der Heilkünstler sich die Taschen gefüllt hat.

(25)

*

Gesundheitsvorsorge

Aus dem Gesagten wird klar ersichtlich sein, daß nicht bloß die Kranken, sondern auch die Gesunden die angegebenen Mittel zur Erhaltung und Stärkung der Körperkräfte gebrauchen sollen.

Man trägt ja eifrig Vorsorge, daß die Lebensmittel nicht ausgehen; soll denn nicht auch eine der ersten Sorgen nach der Sorge für die Seele, die sein, daß man seine Gesundheit erhält?

(26)

*

Zur Verweichlichung und Abhärtung

Ein Hauptübel ist die Verweichlichung. Ich möchte wissen, welche Krankheit in eine verweichlichte Natur nicht leicht eindringen kann, während eine abgehärtete Natur sich nicht das Geringste daraus macht.

... (27)

Die beste Abhärtung ist der beste Schutz, wie sie auch das erste Heilmittel ist, und die Abhärtung kann nur durch das kalte Wasser erreicht werden.

... (28)

Ist die Verweichlichung ein so großes Übel, das so vielen Krankheiten Eingang verschafft, so kann auch die Kälte der menschlichen Natur schaden, Krankheit, Elend und Verderben bringen. Der Körper braucht im Sommer seinen Schutz vor der Hitze, im Winter Schutz vor Kälte. Er braucht sein leichtes Sommerkleid, er braucht auch seine Winterdecke; aber Maß und Ziel soll in jeder Kleidung herrschen.

... (29)

So ist auch das Barfußgehen das beste Schutzmittel gegen die verschiedenen Krankheiten, indem durch dasselbe der Körper abgehärtet und der Blutlauf geregelt wird.

... (30)

O könnte ich euch tief ins Gemüt schreiben, wie glücklich ein abgehärteter Mensch ist; tausend Unanhehmlichkeiten, die andere quälen, kennt er gar nicht.

... (31)

Man kann aber nicht bloß durch Kost und Kleidung die Natur widerstandsfähig machen gegen Hitze und Kälte, es gibt ein allgemeines Abhärtungsmittel, das gar nichts kostet, recht einfach ist und die herrlichsten Erfolge bringt.

Es ist also das Wasser sowohl für Kinder, für Heranwachsende, für Diejenigen, welche im Berufsleben die schwerste Last tragen, wie auch fürs hohe Alter ein Hauptmittel zur Erhaltung der Gesundheit, zum Schutze vor Krankheit, zur Kräftigung des ganzen Körpers, mithin das allgemeine Hülfsmittel in allen Mühseligkeiten der Wanderung von der Wiege bis zum Grabe.

(32)

Richtige Lebensweise

„Alles was Spaß macht ist entweder ungesund oder unanständig." Diese Volksweisheit spricht sicher vielen aus dem Herzen, sie stimmt aber nicht ganz. Ohne eine vernünftige Lebensweise wären wir nämlich überhaupt nicht in der Lage, uns an irgend etwas zu erfreuen. Das ist der Leitgedanke, der allen Kneippschen Überlegungen über ein gesundes Leben zugrunde liegt.

Anleitungen zu einer gesunden Lebensweise bilden deshalb auch den Großteil seiner Schriften. Für Sebastian Kneipp war dies die wichtigste Voraussetzung für Gesundheit und damit auch jeder Lebensfreude, auch wenn sich manche seiner Anweisungen für uns heute etwas anders anhören. Jede Epoche hat aber ihren Lebensstil, der durch den Stand der technischen Möglichkeiten und die Erfahrungen der Menschen im Alltag geprägt wird und deshalb in eine andere Zeit nicht übertragbar ist. Es wäre also unsinnig zu fordern, daß wir heute in jeder Hinsicht genauso leben, wie es Sebastian Kneipp für die Menschen seiner Zeit forderte. Wir können aber seine grundlegenden Aussagen für eine gesunde Lebensweise begreifen, um sie für uns moderne Menschen zu nutzen.

Falsche Lebensweise

Wenn man die Lebensweise mancher Menschen mitansieht, wenn man die Verkehrtheiten betrachtet, welche besonders in der körperlichen Erziehung der Kinder gemacht werden, so möchte man fast an dem gesunden Sinne der Menschheit und an ihrem logischen Denken zweifeln.

(33)

*

Das Sonnenlicht

Man kann allgemein sagen: was am Sonnenlicht aufwächst, entwickelt sich gesund, kräftig und vollständig; was in der Dunkelheit wächst, ist und bleibt verkümmert. Es läßt sich mit Recht behaupten, daß Helle und Sonnenlicht sehr dazu beitragen, eine gute Stimmung im Menschen hervorzubringen, somit auf Geist und Körper wesentlich einwirken.

... (34)

Ich bin der vollsten Überzeugung: wenn die Natur des Menschen durch Helle und Sonnenlicht abgehärtet ist, dann wird jedermann sein gutes Augenlicht haben; ist dies nicht der Fall, dann ist der Körper verkümmert und mit ihm auch das Auge. Es soll also das Möglichste gethan werden, daß man der Helle und des Sonnenlichtes nicht entbehre, und Auge und Körper wird dann in einem viel besseren Zustande sein.

(35)

*

Die frische Luft

Der Stubenhocker, der sich möglichst von der freien Luft abschließt, muß immer erst die Nase zur Thür hinaus stecken, um zu erfahren, ob er auch ein dickeres Kleidungsstück anziehen müsse, bevor er sich aus dem Hause hinaus wagen dürfe. Ebenso wenig wie die Kälte des Winters kann dieser die Hitze des Sommers aushalten, er wird vielmehr schlaff und hinfällig, ja selbst krank davon werden. Möge daher Jeder dafür sorgen, daß er durch die frische Luft abgehärtet werde, um so gegen die Nachtheile der Kälte sowohl wie auch der Hitze geschützt zu sein.

(36)

*

Schutz gegen Kälte

Der Kopf bekomme eine Bedeckung, die ihn schützt gegen die Kälte, daß sie nicht zu schroff auf denselben eindringen kann, sondern theilweise abgehalten wird. Der Hals werde nie, sei es mit einem Tuche oder etwas Anderem, so eingehüllt, daß keine Luft Zugang hat; gerade der Hals muß durch die Luft beständig in der Abhärtung erhalten bleiben; die Halsbekleidung soll gleichsam nur den Saum der Körperbedeckung ausmachen. Wer seinen Hals am wenigsten bedeckt und der Luft den vollsten Zugang gibt, der hat den besten Schutz vor den meisten Halsgebrechen und Krankheiten.

(37)

...

Vergleichen wir nur eine gegen die Kälte abgehärtete Person, deren Gesicht und Hals, Arme und Hände widerstandsfähig sind, mit einer verweichlichten Person, der es im Frühjahr und Herbste schon zu kalt ist, die sich aber im Winter gar nicht mehr zu helfen weiß und voll Ach und Weh ist, so wird man leicht sehen, welche glücklicher daran ist. Würde man ernstlich daran gehen, die Verweichlichung zu beseitigen und die Abhärtung in angegebener Weise zu üben, so würde ein allgemeines Wohlbefinden, größere Kraft und Ausdauer das Leben viel angenehmer machen.

(38)

*

Die gesunde Raumtemperatur

Das geheizte Zimmer soll höchstens 14 bis 16°C Wärme haben; was darüber ist, ist böse, unheilstiftend.

(39)

*

Der richtige Schlafplatz

Willst du dir ein recht geeignetes Nachtlager bereiten, so möchte ich dir Folgendes rathen. Lege auf deinen Strohsack eine feste Matraze und ein festes Kopfpolster, über letzteres nur ein einziges Federkissen. Wenn du eine Wolldecke zum Überdecken willst, so habe ich nichts dagegen, falls du ein Leintuch darüber nähst. Gebrauchst du aber ein Oberbett, so habe dieses recht wenig Federn oder Flaumen, damit sich nicht zu viel Wärme entwickle.

(40)

*

Für Schreibtischarbeiter

Demjenigen, welcher eine sitzende Lebensweise hat, rathe ich, nicht bloß spazieren zu gehen, weil diese Thätigkeit zu einseitig ist, sondern er soll in der Woche auch zwei Halbbäder, ein paar Schenkel- oder Rückengüsse und einen Vollguß nehmen.

(41)

...

Überhaupt ist eine zu leichte Beschäftigung nicht gut für den Menschen, besonders in der Jugend. Der junge Mann soll freilich durch Arbeit nicht zu sehr überladen werden, aber auch nicht unter zu leichten Arbeiten heranwachsen.

Ich bedauere nur, daß man zur Vermehrung und Erhaltung der Kräfte gar so wenig thut; entweder bekümmert man sich um diese gar nicht, oder man geht dabei recht unvernünftig zu Werke, so daß die Kräfte entweder nie gesteigert oder durch Überanstrengung zu Grunde gerichtet werden.

(42)

*

Das vernünftige Denken und Handeln

Darum gehört ein vernünftiges Denken und Handeln zum glücklichen Leben und wer nicht in der angegebenen Weise handelt, dem bleiben die traurigen Nachtheile nicht aus.

(43)

Ernährung

Ernährung ist der wichtigste Faktor in unserem Leben, mit dem wir täglich über unsere Gesundheit oder Krankheit entscheiden. Denn der Mensch ist, was er ißt und nimmt er häufig „Ungenießbares“ zu sich, wird er selbst ungenießbar.

Im Zeitalter der industriell hergestellten Nahrungsmittel ist es allerdings schwer, den krankmachenden Versuchungen zu widerstehen. Geht man an den Regalen eines Supermarktes vorbei, wird man zwar dank ansprechender Verpackung viel Appetit verspüren, aber wenig finden, was den Namen Lebensmittel verdient.

In letzter Zeit sind zwar auch die Hersteller dem allgemeinen Trend „zu mehr Natur“ gefolgt und bieten verstärkt gesunde, naturbelassene Kost an; der wachsende Konsum vom Weißmehl oder Industriezucker blieb davon aber bisher unberührt.

Die medizinische Wissenschaft faßt die Eßgewohnheiten der Bürger in den Industriestaaten in folgender Formel zusammen: Wir essen zu viel, zu fett, zu süß und zu salzig.

Diese Erkenntnis ist allerdings nicht neu. Seit vielen Jahrhunderten machen sich Menschen Gedanken über ihre Ernährung; Eßvorschriften und -verbote sind ein Bestandteil fast jeder Religion.

Auch Sebastian Kneipp hatte eine klare Vorstellung darüber, welche Ernährung zu einer gesunden Lebensweise gehört und das Befolgen dieser Anweisungen war ihm fast genauso wichtig, wie die Wasseranwendungen. Deshalb ist die Ernährungstherapie ein wesentlicher Bestandteil der Kneipp-Therapie.

Vieles von dem, was Sebastian Kneipp bereits im letzten Jahrhundert schrieb, hat die moderne Wissenschaft jetzt bestätigt. Einiges – wie z.B. das Wissen über den Wert des Vollkorns – gehört inzwischen zum Allgemeingut. In einigen wenigen Punkten unterscheidet sich aber die Meinung vom Pfarrer Kneipp von der z.Z. gültigen Lehre, so z.B. in seinen Bemerkungen zum Trinken.

Während die moderne Medizin dazu rät möglichst viel zu trinken – es wird empfohlen etwa 2 bis 3 Liter Flüssigkeit am Tag zu sich zu nehmen – hält es Kneipp für ausreichend, wenn man nur bei Durst trinkt.

Dies rührt daher, daß die Menschen vor hundert Jahren überhaupt mehr getrunken haben als heute und sie wegen der intensiven körperlichen Betätigung auch häufiger Durst verspürten.

Dieses Beispiel zeigt auch, wie der Sinn einer Aussage manchmal erst aus dem historischen Zusammenhang wirklich klar und verständlich wird.

Im folgenden Teil haben wir die Aussagen vom Kneipp zur Ernährung nach den einzelnen Lebensmittelarten geordnet, damit Sie schnell einen guten Überblick über die Kneippsche Ernährungslehre bekommen. Sie soll Ihnen helfen, die Mittel, die der bloßen Nahrung dienen („Nahrungsmittel“) zu Gunsten der Mittel, die das Leben in sich tragen („Lebensmittel“) einzuschränken.

Ernährung und das Blut

Das Blut wird gebildet aus den Nährstoffen, die man der Natur gibt. Bekommt die Natur nur gesunde, kräftige Nährstoffe, dann kann man auch erreichen, daß das Blut gesund wird.

(44)

*

Ernährung und der Körper

Je besser die Nahrung, um so gesünder und ausdauernder ist der Körper und um so fester werden auch die Zähne sein. Alles, was für das allgemeine Wohlbefinden des Körpers geschieht, kommt auch den einzelnen Theilen desselben zu Gute.

(45)

*

Die Kost für die Kranken

Was die Kost betrifft, so soll nur eine solche gewählt werden, welche gesund, nahrhaft und leicht verdaulich ist. Da soll sich nun der Kranke überwinden und lieber nichts nehmen, bis der Appetit kommt, als eine schlechte Kost genießen.

(46)

. . .

Den Kranken gibt man gewöhnlich eine andere Kost als den Gesunden. Das halte ich gar nicht für richtig, insofern als man überhaupt nur gute und gesunde Kost genießen soll. Der Kranke soll wo möglich bei der gewohnten Kost bleiben und höchstens dieselbe in kleineren Portionen zu sich nehmen. Es ist selbst für gesunde Leute von keinem Nutzen, wenn sie die Kost wechseln.

(47)

Die richtige Kost

Das Urtheil über gute und schlechte Kost ist im menschlichen Leben meistens verkehrt. Eine gute Kost ist nicht etwa eine solche, die dem Gaumen besonders mundet, sondern eine solche, in der recht viele Nährstoffe enthalten sind, die zur Kräftigung des Körpers dienen.

(48)

*

Die Bedeutung des Getreides

Welche Kost ist nun die beste? Durch die vielen Versuche, welche ich gemacht habe, bin ich zu der Ansicht gekommen, daß die auch von unseren Vorfahren genommene einfachste Getreidekost die beste ist.

... (49)

Vor Allem aber kann man nicht genug aufmerksam machen, daß man gutes Brod essen soll. Ein gutes gesundes, kraftbringendes Brod kann aber nur von einem Mehl gebacken werden, das alle Bestandtheile des Getreides enthält.

... (50)

Für Alle, welche gesund bleiben und kräftig und stark werden wollen, ist vor Allem vom Schöpfer das Getreide bestimmt.

... (51)

Es soll also der Hausvater und die Hausmutter dafür sorgen, daß nur reines Naturmehl zur Bereitung der Speisen ins Haus komme.

(52)

Das süße Backwerk

Viel verkünsteltes Backwerk und Süßigkeiten aller Art, Konditoreigeschmeis ist in besonderer Weise geeignet, den Magen schlecht zu machen und eine Verdauung gründlich zu verderben.

(53)

*

Vom Ursprung der Blähungen

Wie ein Feuer, welches langsam brennt und viel Rauch entwickelt, gerade so sammeln sich durch die langsame Verdauung in den Gedärmen Gase.

(54)

*

Milch – das beste Nährmittel

Oben an steht die Milch. Diese ist und bleibt von der Kindheit bis zum höchsten Alter das erste und beste Nährmittel.

(55)

*

Käse

Aus der Milch wird Käse bereitet. Der Käse enthält gleichfalls viele Nährstoffe, aber diese haben verschieden Umwandlungen durchgemacht und viele Zusätze, besonders Salz erhalten. Deshalb ist er nicht mehr ein so reines und schuldloses Nährmittel wie Milch.

(56)

*

Kräuter in der Ernährung

Ich habe die tiefste Überzeugung, daß die Kräuter nicht nur Heilmittel, sondern auch ganz ausgezeichnete Nährmittel sind. Ein Blick auf das, was die Kräuter leisten, überzeugt uns ja davon. Freilich spreche ich nicht von allen Pflanzenarten.

(57)

*

Zum Wert des Gemüses

(Gemüse…) Was ihren Nährwert betrifft, so ist derselbe nicht so hoch, als man gewöhnlich annimmt. Dazu kommt noch, daß die Gemüse viel an Nährwerth durch Kochen verlieren, weshalb es rathsam ist, dieselbe wenn möglich in rohem Zustande zu genießen.

… (58)

Die Hülsenfrüchte wie die Milch möge er als das beste und billigste Material zum Aufbau und zur Erhaltung der Hütte seines Geistes benutzen.

… (59)

So lange die Erdäpfel in Europa eingeführt sind, sind sie vielfach verfolgt und als Nahrung für die Menschen heruntergesetzt und verworfen worden. Sie mußten dasselbe Schicksal erleiden, wie so manche Kräuter und andere Nährmittel. Wer aber ihren Werth erkennt und sich zu Nutzen zu machen weiß, wird sie gewiß nicht gering achten.

… (60)

Das Sauerkraut gehört wohl zu den allergesündesten Nährmitteln.

(61)

Frisches Obst

Daß das Obst ganz besonders gut bekommt, beweisen die Kinder am besten, die eine besondere Vorliebe für frisches Obst haben, die jedem auch bleiben wird, wenn er nicht durch eine verkehrte Lebensweise irre geführt wurde.

... (62)

Sollen die Aepfel und andere Obstgattungen geschält oder ungeschält genossen werden? Beim Getreide wurde schon angeführt, daß die Haut mancher Früchte, z. B. der Zitrone, den meisten Gehalt hat. Auch beim Obst ist es so, und deshalb sollte man dasselbe, wenn möglich, mit der Schale genießen.

(63)

*

Vegetarismus – ja oder nein?

Man hört oft, daß der Vegetarismus besonders zu empfehlen sei, d.h. daß der Mensch nur von der Frucht leben solle. Mein Urtheil ist dieses: Der Schöpfer, der Alles erschaffen hat, hat gewiß die Thiere nicht dazu erschaffen, daß sie nur leben und verfaulen sollen, sondern zum Besten der Menschen. Daß aber Diejenigen einen großen Vorzug haben, die nur vom einfachen Getreide leben, daran ist kein Zweifel.

(64)

*

Jede Fleischsorte wirkt anders

Ist das Rindfleisch ein vorzügliches Nährmittel, hat es also viele Nährstoffe, so braucht es auch gute Magensäfte, die das Fleisch verdauen, und ohne Gemüse soll ja doch kein Fleisch gegessen werden.

Das Kalbfleisch steht dem Rindfleisch mehr als um die Hälfte nach, das Schaaffleisch enthält ebenfalls viele Nährstoffe, das Schweinefleisch will man aber als das weniger gesunde betrachten.

Das Wild würde ich an erster Stelle empfehlen, weil es eine große Auswahl von Futter hat und in der freien Natur lebt.

(65)

*

Gesunde Kinderkost

Wenn doch nur die Eltern nie vergessen würden, daß sie auch für die körperliche Entwicklung ihrer Kinder verantwortlich sind, und daher nie eine unzweckmäßige Kost für dieselben wählen möchten! Fleisch taugt für die Kinder nicht. Der Hauptgrundsatz ist mithin: Wähle Milch und Mehlspeisen für die Kinder!

... (66)

Eine große Zahl von Kindern, die viel zu essen bekommen, sind schlecht ernährt und verkümmert. Fleisch und Eier ist nichts für Kinder. Das so kräftige Hafermus kommt immer mehr ab; die Mehlspeisen aus grobem Mehl haben Gehalt, von Kunstmehl sind Schleckereien.

(67)

*

Was schaden kann

So lange ich denke, besteht ein Streit unter Gelehrten und Nicht-Gelehrten, was vorzuziehen sei: Der Genuß von Fleisch oder von Vegetabilien. Die Ansichten hierüber konnten sich nie vereinigen und haben sich stets unversöhnlich einander gegenüber gestanden.

Mein Urtheil hierüber ist folgendes: Hat der Schöpfer

die ganze Schöpfung für die Menschheit bestimmt, so soll man, was sie bietet, auch in vernünftiger Weise gebrauchen, sonst hätte derselbe es nicht geschaffen.

Ich bin aber der Überzeugung, daß die Leute noch mehr fehlen durch die Bereitung der Speisen als durch die Wahl derselben.

(68)

*

Der Genuß von Wein

Wein hat keinen Nährstoff. Aber der Wein erwärmt die Natur, und deshalb verwerfe ich es nicht, wenn zur Auffrischung und Erwärmung von Zeit zu Zeit ein Schluck Wein genommen wird, und zwar ist immer derjenige der beste, welcher ganz in der Nähe wächst.

. . . (69)

Es ist also der Wein lediglich nur ein Reizmittel und verleiht der Natur nur eine künstliche Kraft, die so lange dauert, als der Wein einen Reiz auszuüben vermag. Die Hauptwirkung des Weines ist Erwärmung des Körpers und Reiz zur Kräftigung.

. . . (70)

Wenn man bei einem eingespannten Pferde die Peitsche anwendet, so geht es schärfer, hebt seinen Kopf und leistet unstreitig mehr. In ähnlicher Weise wird die Natur durch geistige Getränke angespannt. Hat das Reizmittel seine Dienste gethan, so tritt eine um so größere Ermattung ein.

Damit will ich aber nicht sagen, daß man jedes Glas Wein verwerfen soll, sonst würde ich gegen die hl. Schrift auftreten, die dem hohen Alter ein Glas Wein zusagt. Man nennt den Wein auch die Milch der Alten.

(71)

Über das Biertrinken

Es ist beim Wein wie beim Bier: Wer sich denselben nicht angewöhnt, entbehrt ihn auch nicht.

... (72)

Bier häufig zu trinken verwerfe ich ganz.

... (73)

Das Bier ist aber nicht bloß schädlich, wenn es im Uebermaß getrunken wird, sondern auch dann, wenn es mäßig dem Körper zugeführt wird. Soll es gar die Nahrung ersetzen, so läßt es die Natur recht früh im Stich. Das Bier wirkt vorzüglich als Reizmittel und hat einen ganz geringen Nährwerth.

... (74)

Wer sich also ans Biertrinken gewöhnt, der sei recht vorsichtig, damit er nicht zu weit kommt und das Bier nicht als Hauptnahrung betrachtet.

... (75)

Bier gibt wohl eine Fleischmasse, aber deshalb nicht mehr Körperkraft, sondern das Gegentheil, mehr eine schwammige Masse.

(76)

*

Alkohol und Ernährung

Alkohol kann von der menschlichen Natur nicht verwerthet, muß vielmehr von ihr auf verschiedene Weise wieder ausgeleitet werden, durch Urin, Stuhlgang und durch Athmen.

(77)

Zu Trinkgewohnheiten

Richte dich ganz nach dem Gesetze des Schöpfers, welches er deiner Natur gab. Hast du Durst, so trinke; hast du keinen Durst, dann lasse das Trinken bleiben; denn dadurch, daß du keinen Durst empfindest, zeigt die Natur dir an, sie brauche keine Flüssigkeit.

Hat aber Jemand wirklich Durst, aus welcher Ursache es auch sein mag, so warne ich ihn davor, viel Wasser auf einmal zu trinken

. . . (78)

Der Gebrauch mancher starken Mineralwasser wirkt auf unsere Natur ähnlich, wie das Putzen mit Sand auf die Silbersachen; wenn man solches öfters vornimmt, wird das Silbergeschirr großen Schaden erleiden.

(79)

*

Ist Salz nötig?

Daß der Gebrauch von vielem Salz nicht ein Bedürfnis der menschlichen Natur, sondern nur eine Angewohnheit ist, ersieht man.

Heutzutage aber muß Alles gesalzen werden. Man kann sich so sehr ans Salz gewöhnen, daß man bei allen Speisen schließlich das doppelte, ja dreifache Quantum des gewöhnlichen Maßes anwendet und trotzdem glaubt, man salze noch nicht genug.

Man sei vernünftig und gebrauche nur wenig Salz, in der Überzeugung, daß unsere Nährmittel das nötige Salz selbst mitbringen.

(80)

*

Der Genuß vom Kaffee

Da der Kaffee zu den Reizmitteln gehört, so bringt er auch, wenn er einmal zum Gewohnheitstrank geworden, die heftigsten Aufregungen hervor.

Ich gebe zu: Wenn Jemand eine gute Natur hat und eine kräftige, gesunde Kost genießt, dann wird ihm freilich der Kaffee nicht viel anhaben können.

(81)

*

Wie oft und wieviel soll man essen?

Wie oft soll man essen? Am vernünftigsten scheint es mir zu sein, täglich dreimal zu essen: Morgens, Mittags und Abends. Ißt man zu oft, dann bekommt der Magen nie Ruhe.

... (82)

Wenn es mit der Menschheit besser werden und die Blutarmuth gehoben und eine kräftigere Gesundheit erreicht werden soll, dann ist zu allererst nothwendig, daß man ein gesundes, nahrhaftes und kräftiges Frühstück genießt.

... (83)

Es sei noch bemerkt, daß der Abendtisch nicht zu reichlich sein und nicht zu spät genommen werden soll. „Große Abendmahlzeiten füllen die Särge", sagt ein spanisches Sprüchwort.

... (84)

Die Speise, die du in dich aufnimmst, muß zuerst von den Zähnen gut verarbeitet werden, je gründlicher, desto besser; – denn gut gekaut ist halb verdaut.

(85)

...

Das ordentliche Kauen der Speisen ist von größter Bedeutung und davon hängt eigentlich die ganze Verdauung ab. Schon im Munde geht eine teilweise Veränderung der Speisen vor sich. Es ist darum von Wichtigkeit, auch Speisen, die man nicht zu kauen braucht, eine Weile im Munde zu behalten, damit sie vom Speichel durchdrungen werden.

(86)

...

Für die menschliche Natur reicht eine kleine Portion aus, um sie gut zu ernähren und in der Kraft zu erhalten.

Ein Vielfraß wird nicht geboren, sondern nur erzogen. Man kann die Natur an Alles gewöhnen und auch so gewöhnen, daß sie gierig nach dem verlangt, was sie umbringt.

(87)

...

Für gewöhnlich reicht ein dreimaliges Essen im Tage ganz gut aus.

Wenn man vom Tische aufsteht mit dem Gefühle voll zu sein, dann hat man des Guten schon zuviel getan; man soll nach jeder Mahlzeit noch essen können, und zwar mit Appetit essen können.

(88)

...

Der Magen wirkt sehr auf den Kopf und viel Kopfschmerz hat seine Ursache meist im Magen. Migräne stammt in den allermeisten Fällen von einem schlechten Magen her. Esset mäßig, trinket wenig und nie unter dem Essen, meidet die Gewürze, haltet Ordnung ein hinsichtlich der Zeit des Essens, und ich verspreche euch, nicht nur die Verdauung wird in Ordnung sein, der ganze Mensch wird sich wohl befinden.

(89)

Kleidung

Es ist ungewöhnlich, wenn sich ein Priester und Heiler zu Fragen der Mode äußert, aber Sebastian Kneipp war eine ungewöhnliche Persönlichkeit. Außerdem interessierte ihn die Kleidung seiner Patienten vor allem aus der gesundheitlichen Sicht. Besser gesagt, er war vermutlich der erste, der sich mit der Mode unter diesem Aspekt auseinandersetzte.

Damit war er nicht nur seiner Zeit voraus; noch heute werden gesundheitliche Gesichtspunkte bei der Kleidung so gut wie gar nicht beachtet.

Dabei ist es naheliegend, daß nach der Ernährung die Kleidung der zweite Faktor ist, der unsere Gesundheit formt bzw. Krankheiten heraufbeschwört. Nach dem Prinzip des steten Tropfens wirkt sie ohne Unterbrechung von früh bis spät und kann deshalb, falsch gewählt, auch der besten Gesundheit schaden.

In seinen Aussagen zur Kleidung war Sebastian Kneipp höchst unkonventionell. Wer meint, daß da hauptsächlich der konservative Geistliche gegen die weltlichen Versuchungen und Eitelkeiten wetterte, der täuscht sich. Gerade an der Kleiderfrage kann man gut beobachten, wie im Denken Kneipps die gesundheitlichen Aspekte allen übrigen weltlichen Überlegungen vorrangingen. Er wetterte zwar auf der einen Seite gegen Modeerscheinungen, die Menschen aus reiner Eitelkeit dazu bringen sich in Formen zu zwingen, die dem Schönheitsideal, nicht aber ihrer Natur entsprechen, riet aber auf der anderen Seite dazu, barfuß, also ohne Schuhe und Strümpfe zu gehen. Ein Vorgang, der in seiner Zeit als geradezu liederlich gelten mußte.

Es gingen auch tatsächlich unter den Wörishofener Bauern zunächst wilde Gerüchte um, als der Pfarrer mit seinen ersten Patientinnen in der Waschküche verschwand und später seine weiblichen wie männlichen Patienten bis zu den Oberschenkeln entblößt in aller Öffentlichkeit durchs kalte Wasser stapften. Erst die Anwesenheit von solchen Respektspersonen wie den Mitgliedern der österreichischen

Kaiserfamilie und hohen Geistlichen hatte dem Gerede ein Ende bereitet.

Wir sollten also Kneipps Anweisungen zur Kleidung mit genauso wenig Vorurteilen betrachten, wie er seinerzeit die Kleiderordnung seiner Zeitgenossen betrachtete. Sie gelten nämlich auch für unsere Zeit.

Wozu die Kleidung dient

Das Kleid ist dem Menschen bestimmt, um seine Blöße zu bedecken und um vor Kälte und Hitze Schutz zu haben. Was darüber ist, ist selten vom Guten.

... (90)

Die Kleider sollen nicht fest am Leibe anliegen. Es soll im Gegentheil das Kleid auf dem Leibe recht viele Falten haben, damit die Luft leicht eindringen und ausströmen kann.

(91)

*

Die Halsbedeckung

Der Hals sei stets nur schwach bedeckt, damit derselbe durch den unbehinderten Zutritt der Luft abgehärtet und gegen äußere Witterungseinflüsse widerstandsfähig gemacht wird.

... (92)

Vor einigen Jahren wurde auf einmal Mode, Schlipse zu tragen, damit nicht so viele Halsgebrechen und so verschiedene Gattungen von Husten allgemein würden.

Man glaubte, jetzt werde jeglicher Husten aufhören, weil man allgemein Schlipse trage. Und jetzt sind die Schlipse so ziemlich wieder verschwunden, wohl aus keinem andern Grunde, als weil sie durch Verweichlichung noch mehr Husten brachten.

Der Hals soll möglichst frei und offen sein, daß die Ausdünstung nicht gestört wird und die frische Luft auch stets die Halsorgane abhärtet.

(93)

*

Vom Handschuhtragen

Auch die Hände sollen der freien Luft ausgesetzt sein, damit sie abgehärtet und fähig werden, ihre Aufgabe zu lösen. Dieselben haben bei Verrichtung der verschiedensten Arbeiten den größten Wechsel auszuhalten. Bald müssen sie grimmige Kälte, bald große Hitze ertragen; bald sind sie naß, bald wieder trocken.

Besonders ist das beim weiblichen Geschlecht der Fall. Die Abhärtung der Hände geschieht hauptsächlich durch die Luft, durch ihre Wechsel von Kälte und Wärme. Im Sommer gewöhnen sich die Hände allmählig an die Hitze, im Herbst nach und nach an die Kälte, so daß sie im Winter die Kälte ebenso leicht ertragen, als im Sommer die Hitze. Es ist jedoch zu bemerken, daß bei besonders großer Kälte oder auch beim Fahren, Tragen etc., wo man nicht durch Gehen und Bewegung den ganzen Körper in Thätigkeit setzt und damit die nöthige Wärme hervorbringt, Handschuhe gebraucht werden sollen.

. . .

(94)

Von den Annehmlichkeiten des Handschuhtragens kann ich allerdings nichts sagen, weil ich in meinem Leben noch nie Handschuhe getragen habe.

(95)

*

Die Schuhmode und Gesundheit

Es ist Mode zur gegenwärtigen Zeit, hohe Absätze an den Schuhen und Stiefeln zu tragen. Wenn man den vom Schöpfer erschaffenen Fuß mit einem Modeschuh vergleicht, so möchte man gar nicht glauben, daß es möglich ist, ein solches Futteral zum Schutz des Fußes anzufertigen.

... (96)

Wie viele Menschen verkümmern ihre Zehen aus Eitelkeit, indem sie zu enge Schuhe tragen! Früher oder später werden sie für diese Eitelkeit viel zu büßen bekommen durch Kränklichkeit oder schwere Leiden. Es möge noch erwähnt werden, daß, wenn die Füße so eingezwängt sind, das Blut kaum mehr in die äußeren Theile bringen kann; hierdurch und durch den gehemmten Rückfluß entstehen Stauungen und manchmal sogar bösartige Geschwüre, ja es kann durch Reibungen in zu engen Schuhen selbst Blutzersetzung eintreten, wie ich selbst mehrere Fälle weiß. Ich kann nicht begreifen, wie es Leute geben kann, welche die vom Schöpfer erschaffenen Organe anders wollen, als dieser sie gebildet hat.

... (97)

Sehr häufig kommen die Füße nicht in einen Schuh, sondern in eine Fußmaschine.

(98)

Umwelt

Gesundheitliche Störungen als Folge von Umweltproblemen sind nicht erst im 20. Jahrhundert entstanden; bereits im alten Rom gab es eine richtige Vergiftungsepidemie als Folge der bleiernen Wasserleitungen.

Auch im Mittelalter kannte man Umweltschäden. Die Portugiesen beispielsweise haben in ihrer großen Seefahrerzeit praktisch die ganzen Wälder im Küstenbereich abgeholzt und zum Schiffbau verwendet. Bis heute hat sich die Landschaft noch nicht erholt, es sind keine neuen Wälder hochgewachsen.

Trotzdem sind erst in der Gegenwart Umweltfragen zu einem öffentlichen Thema geworden. Der Hauptgrund liegt sicher in dem Ausmaß der von uns verursachten Schäden, aber auch in einer höheren Empfindlicheit der Menschen diesen Fragen gegenüber.

Sebastian Kneipp besaß diese Sensibilität bereits vor hundert Jahren. Sogar die Luftverschmutzung sah er schon als ein gesundheitliches Problem an, genauso wie den Umgang mit chemischen Stoffen.

Einen besonderen Aspekt der Umwelt bilden die geistigen Einflüsse, die von außen auf den Einzelnen einwirken. Die waren natürlich zu Lebzeiten Sebastian Kneipps von einer ganz anderen Art als heute. Trotzdem muß man, will man der Denkweise der Kneippschen Lehre folgen, die geistige Umwelt mitbedenken.

Schadstoffe aus der Luft

Was die Natur aufnimmt, kann ihr günstig und erwünscht sein. Sie kann aber auch Vieles aufnehmen, was ihr nachteilig ist. Wie leicht können krankhafte Stoffe in der Luft sein, die ja auch ein Körper ist, und wie leicht können durch das Einathmen der Luft mit den guten auch schlechte Körper in die Natur kommen und eine Verwüstung anrichten!

(99)

*

Giftstoffe aus der Ernährung

Z.B. ist Alkohol der Natur mehr schädlich als günstig, und sie kann vom Alkohol nichts gebrauchen. Wenn man aber Alkohol gebraucht, so kommt auch Alkohol in das Blut; wenn man in der Medizin Gift einnimmt, so kommt auch das Gift in das Blut; ebenso kann durch Speise und Getränke Manches in die Natur kommen, was das Blut krank macht, und es können daraus wieder recht viele Krankheiten entstehen, die man kaum aufzuzählen im Stande wäre.

(100)

*

Die Luftverschmutzung

Wie das schönste Quellwasser augenblicklich trüb und schmutzig wird, wenn man Unrath hineinwirft, gerade so schnell kann auch die reine Luft verunreinigt werden. Wenn in einem Zimmer auch die beste Luft ist, und es raucht Jemand nur einige Minuten eine Zigarre in demselben, so ist die Luft dadurch schon einigermaßen verschlechtert; wenn aber Mehrere längere Zeit rauchen, wie wird dann erst die Luft werden? Wenn also die Luft so leicht verunreinigt werden kann, wie wird dieselbe dann an manchen Orten, namentlich in Städten, beschaffen sein, wo so viele Ursachen zusammenwirken, dieselbe zu verderben.

(101)

*

Das Rauchen

Daran ist kein Zweifel, daß für junge und schwache Leute das Rauchen höchst nachtheilig ist, und daß dasselbe der Natur nicht bloß vorübergehend schädlich sein kann, sondern geradezu Krankheiten erzeugt, die das Leben gefährden.

... (102)

Ich weiß recht gut, daß ich gegen das Rauchen ganz umsonst eifere; ich will auch nicht engherzig sein, und meine deshalb, es sollte ausreichen, wenn man zur freien Zeit eine, höchstens zwei Zigarren raucht. Diejenigen thun freilich am Besten, die gar nicht rauchen.

(103)

*

Gesunde Bauweise

Es ist also höchste Nothwendigkeit, daß man die Häuser gut lüftet, daß der Grund, auf dem ein Haus steht, nicht viel durchnäßt wird, daß sich nirgends schmutziges und übelriechendes Wasser ansammelt, in dem sich eine gesundheitsschädliche Fäulnis entwickelt.

(104)

*

Gefahren durch Farbstoffe

Die wenigsten Menschen denken daran, daß die Farben fast alle giftig sind und daß man sich durch das Tragen farbiger Stoffe leicht eine Vergiftung zuziehen kann.

Ist der Leib mit weißer Leinwand bedeckt, so ist der Möglichkeit einer Vergiftung am Besten vorgebeugt.

(105)

*

Geistiger Umweltschutz

Wie eine gute Lektüre den menschlichen Verstand, die Vernunft und den freien Willen zum Schönen und Guten, Nützlichen und Heilsamen führt, so bewirken schlechte Bücher gerade das Gegentheil.

(106)

Bewegung

Der Alltag der Menschen vor hundert Jahren ist für uns kaum wirklich nachvollziehbar.

Wir bewundern zwar die alten Kleider und Einrichtungen in Museen, betrachten manchmal neidisch alte Häuser und lesen Bücher von damals, gleichzeitig fahren wir aber mit dem Auto zur Ausstellung, benützen den Aufzug unseres Hauses, um in die Wohnung zu gelangen und unsere Kleider werden in der Waschmaschine oder in einer chemischen Reinigung gepflegt. Das bedeutet, daß wir vielleicht etwas von der seelischen Verfassung der Menschen von damals erfahren können, nichts aber von deren Körpergefühl. Das bildet sich nämlich ganz wesentlich aus der Summe der täglichen Anstrengungen, die ein Arbeitsalltag mit sich bringt.

Der Arbeitsalltag der Menschen im vorigen Jahrhundert war aber im Unterschied zu heute hart und anstrengend. Kein Wunder also, daß kaum jemand über einen Bewegungsmangel zu klagen brauchte. Nur die höheren Stände litten gelegentlich unter diesem „Mangel aus Überfluß". Die meisten Patienten von Sebastian Kneipp hätten aber eher etwas Ruhe gebraucht.

Das ist auch der Grund, warum sich Kneipp in seinem Werk mit der Bewegung nicht systematisch beschäftigt. Er stellt zwar, wie Sie auf folgenden Seiten nachlesen können, ihre Bedeutung fest, widmet ihr aber im Unterschied beispielsweise zur Ernährung, kein eigenes Kapitel.

Es wäre allerdings falsch, daraus zu schließen, daß die Bewegung in der Kneippschen Heilkunde eine untergeordnete Rolle spielt. Im Gegenteil, auch für Kneipp gehörte sie zu den zentralen Stützpfeilern seiner Behandlungsweise.

Womit unterscheidet sich nun diese Bewegungstherapie von der heute überall angebotenen Gymnastik? Hatte Kneipp für die Bewegungstherapie, ähnlich wie bei Wasseranwendungen, ein Behandlungssystem ausgearbeitet und detaillierte Anweisungen erteilt?

Aus den nachfolgenden Originaltexten lassen sich sicher die meisten Grundsätze der Kneippschen Bewegungstherapie ableiten. Genaue Behandlungspläne wurden allerdings erst später, von den Nachfolgern von Sebastian Kneipp, ausgearbeitet.

Eine Besonderheit im Kneippschen Therapie-System stellt das Barfußgehen dar. Es war für Sebastian Kneipp von Anfang an eine der wichtigsten Behandlungsarten, die er jedem Patienten verordnete. Mit welcher Begründung er es tat, können Sie anhand seiner Texte am Ende dieses Kapitels nachlesen.

So ist also die Bewegungstherapie ein wesentlicher Bestandteil jeder Kneippkur, ohne die der Erfolg der anderen Behandlungen in Frage stünde. Sie sollte aber auch zu unserem Alltag gehören, und, befolgt man Kneipps Anweisungen, ein Stück unserer Lebensweise werden.

Die Bedeutung der Bewegung

Wenn das Wasser immer ruhig und stille steht, wird es bald faul; wenn ein Pflug nicht gebraucht wird, wird es bald roßtig; wenn eine Maschine lange der Witterung ausgesetzt ist und nicht verwendet wird, so wird sie bald ihre Dienste versagen; sie wird zuletzt gebrechlich werden und zerfallen, ohne daß man sie gebraucht hat. Gerade so geht es mit dem menschlichen Körper.

... (107)

Haben also viele Stände durch ihre Beschäftigung nicht günstige Gelegenheit zur Erhaltung und Vermehrung ihrer Kräfte, so ist nothwendig, daß wenigstens zeitweilig letztere durch was immer für eine Beschäftigung geübt werden, und daß alle Theile des Körpers in Thätigkeit kommen, damit nicht an verschiedenen Stellen sich schlechte Stoffe ansammeln.

... (108)

Wie kann man so vielen Krankheiten vorbeugen, die das ohnehin schwere Berufsleben gar so bitter machen? Wie kann man so manche vorzeitige Todesfälle verhüten? Man kann allerdings verschiedene Mittel empfehlen, aber unter allen ragen besonders zwei hervor: Erstens Übung der Körperkräfte und zweitens Anwendung des Wassers.

(109)

*

Die beste Turnübung

Die beste Turnübung wäre, von Zeit zu Zeit eine körperliche Arbeit zu verrichten, die nicht bloß gelenkig macht, sondern auch durch Heben und Tragen die Kräfte vermehrt.

(110)

Die Gymnastik

Sollte aber dennoch Jemand gar keine Gelegenheit zu körperlichen Arbeiten finden können, so möge er, so gut es geht, durch die in neuerer Zeit vielfach eingeführte Zimmergymnastik Ersatz dafür suchen. Ich bin der Meinung, daß man seiner Natur durch dieselbe nützen kann, besonders wenn man weiß, wo es fehlt, und wie man helfen kann.

Die Zimmergymnastik bringt dem Körper mehrere Vortheile. Es werden viele lästige Gase ausgeleitet, das Blut kommt in größere Bewegung und wird den äußersten Körpertheilen zugeführt. Die einzelnen Muskeln des Körpers werden geübt und gestärkt. Überdies wird die Wärme desselben erhöht und sowohl die Transpiration als auch die Verdauung befördert. Es sei jedoch bemerkt, daß man diese Gymnastik nicht alsbald nach dem Essen betreiben soll, sondern erst zwei bis drei Stunden nachher. Sogleich nach dem Essen die Übungen vorzunehmen, könnte sehr üble Folgen haben. Auch soll man sich nicht übermäßig dabei anstrengen; denn Übermaß taugt hier ebenso wenig als sonst irgendwo.

(111)

*

Turnen – nicht nur vorteilhaft

Wenn das Turnen im Stande ist, die Gesundheit zu erhalten und die Kräfte zu vermehren, dann ist's recht. Ich bin aber der Überzeugung, es kann durch das Turnen auch dem Körper recht geschadet werden. Wenn nämlich das Turnen selbst oder die Dauer desselben über die Kräfte hinausgeht, dann wird es gewiß üble Folgen haben.

(112)

*

Das Schwimmen

Ich möchte eine Turnübung besonders empfehlen, die ich selbst angewendet habe, und die auch die alleinige Ursach ist, daß ich zu meinem Berufe gekommen bin.

Das Wasser ist unstreitig das beste Mittel für Gymnastik, es kräftigt die ganze Natur, bringt das Blut in geregelten Lauf, erhält und vermehrt die Körperwärme und gibt den besten Schutz gegen Kälte und Hitze.

(113)

*

Das Spazieren und das Wandern

Viele glauben, wenn sie von Zeit zu Zeit oder auch ganz regelmäßig ihren Spaziergang machen, dann hätten sie für die Erhaltung und Vermehrung der Körperkräfte ihre Schuldigkeit gethan; aber ich behaupte: Es reicht dieses durchaus nicht hin. Beim Spazierengehen werden bloß die Beine und Füße im Tragen geübt. Die übrigen Organe aber bleiben unthätig, und so wird wohl das Spazierengehen weniger Vortheil für den Körper bringen als für den Geist.

Was ich über das Spazierengehen gesagt habe, gilt aber nur von jener Art von Spaziergängen, wie sie gewöhnlich gemacht werden. Es gibt aber auch solche, die allerdings sehr dazu beitragen können, die Kraft des Körpers zu heben und die Gesundheit zu befestigen. Letzteres ist zum Beispiel der Fall, wenn man ziemlich rasch geht und dabei vielleicht noch einen Weg hat, der eine Anhöhe hinauf führt oder doch sonst mühsam ist. Bietet sich Gelegenheit, so kann man auch hie und da einen Sprung über einen Graben machen oder sonst irgend welche Anstrengung der Muskeln vornehmen. Man soll aber darauf achten, daß nicht bloß die Beine, sondern auch die übrigen Körpertheile in Thätigkeit kommen.

(114)

...

Auch die Lungengymnastik kann mit dem Spaziergange leicht verbunden werden. Man bleibe unterwegs einige Minuten stehen und ziehe ganz langsam, tief Athem holend, die frische Luft ein, halte sie ein wenig in den Lungen zurück und athme sie dann ebenso langsam wieder aus.

(115)

*

Das Barfußgehen

Und wer du auch seiest, lieber Leser, unterlasse nicht, von Zeit zu Zeit einige Minuten barfuß zu gehen! Kannst du es nicht im Freien, so kannst du es in deiner Wohnung.

... (116)

Man kann das Barfußgehen recht gut ein Zugpflaster nennen, das alle schlechten Stoffe in die Füße zieht und von da ausleitet.

... (117)

Das Barfußgehen gewöhnt unsere Natur am meisten an die Erde und härtet sie so ab, daß sie sich auf der Erde am wohlsten fühlt. Durch das Barfußgehen wird nicht bloß der Blutlauf geregelt und werden die Füße gestärkt, sondern es wirkt auch auf den ganzen Unterleib ein. Gerade die Blasenkatarrhe und andere krankhafte Zustände ähnlicher Art im Unterleibe werden durch Barfußgehen am besten gemildert und gehoben.

(118)

...

Eine große Anzahl von Kopfleidenden hat mich versichert, daß gar nichts das Kopfleiden so gemildert und zuletzt ganz gehoben habe, wie das Barfußgehen.

(119)

...

Somit soll das Barfußgehen allgemein sein; kein Alter, kein Stand und kein Geschlecht ist ausgenommen, weil durch das Barfußgehen die Natur gekräftigt und dadurch auch vielen Übeln vorgebeugt wird. Es soll aber nicht bloß einige Minuten barfuß gegangen werden, sondern je länger, desto besser.

(120)

...

Wie das Barfußgegen und Sandalentragen ausserordentlich wichtig ist, so kann man durch Gehen im Wasser, im feuchten Grase, auf nassen Steinen und endlich auch im Schnee noch weitere bedeutende Abhärtung erzielen.

(121)

*

Körperliche Tätigkeit und Gesundheit

Ist überhaupt die menschliche Natur einer Maschine ähnlich, so stelle ich die Frage: Wie geht es der Maschine, die nicht fleißig geschmiert wird, die im Getriebe täglich viel Staub und Schmutz aufnehmen muß und nie gründlich gereinigt wird? Wird sie nicht eines Tages, vielleicht im vollsten Betriebe auf einmal stille stehen oder zusammenbrechen und ihre Dienste versagen? So geht es Vielen, wenn die erforderliche körperliche Thätigkeit nicht eingehalten wird.

(122)

Kindheit

Sebastian Kneipp war in allem was er tat und schrieb ein Erfahrungsmediziner, ein Behandler, der sich nicht an dem Bücherwissen seiner Zeit, sondern an den Bedürfnissen und Reaktionen seiner Patienten orientierte.

Seine Medizin ist ja auch nicht am Schreibtisch oder im Labor entstanden, sondern beim täglichen Umgang mit kranken Menschen, ganz am Anfang im Kampf gegen die eigene Krankheit. Noch viele Jahre später versicherte er immer wieder, daß er keine einzige Maßnahme verordne, die er nicht an sich selbst ausprobiert hätte.

Auch das Interesse von Kneipp an Kindern und die Ratschläge, die er zu ihrer Erziehung machte, kamen aus seiner alltäglichen Erfahrung. Dem Kloster der Dominikanerinnen in Wörishofen, dessen Beichtvater er viele Jahre war, war auch ein Waisenhaus angeschlossen. In diesem Waisenhaus verbrachte der temperamentvolle und warmherzige Kneipp viel von seiner Zeit mit den Kindern. Wenn also Sebastian Kneipp über Kinder spricht, steckt in seinen Äußerungen viel eigene Erfahrung.

Kinder waren für ihn keine kleinen Erwachsenen. Die Kindheit ist für Kneipp immer eine eigenständige Entwicklungsstufe, mit anderen Bedürfnissen behaftet und mit anderen Fähigkeiten ausgestattet, als die späteren Lebensphasen. Am deutlichsten offenbart sich dies bei den Ernährungsratschlägen, die er, ähnlich wie bei den Erwachsenen, zu den wichtigsten Maßnahmen einer gesunden Lebensweise zählt.

Viele Eltern klagen heute über den Druck, den die schulische Pflicht für ihre Kinder bedeutet. Es ist geradezu verblüffend, daß Kneipp, ein Mensch, dem man einen übertriebenen Ehrgeiz in dieser Beziehung wirklich nicht nachsagen kann, bereits vor hundert Jahren ähnliches äußerte.

Auch seine anderen Ratschläge – wie z.B. die Kinder nicht zu sehr zu disziplinieren, denn wenn sie zu ruhig würden, blieben sie nicht gesund – zeugt von viel Feingefühl bei ihm und von einer sehr fortschrittlichen Einstellung gegenüber Kindern.

Die Gesetze der Natur

Wer Kinder aufzuziehen verpflichtet ist oder eine solche Pflicht übernimmt, der muß getreu die Gesetze, welche der Schöpfer in die Natur gelegt, beobachten oder die entsprechenden Ersatzmittel gebrauchen.

... (123)

Wie schnell geht die Kindheit für die liebe Jugend vorüber!

Die Jahre der Kindheit gleichen einer recht schönen Frühlingswoche, in der alles wächst und blüht, in der lauter Auferstehungen zu neuem Leben das Auge umschweben, in der man das herrliche, saftige Grün nicht genug bewundern kann und sich freut, daß die Alles erwärmende Sonne Wunder wirkt, deren Größe die Allmacht Gottes beweisen. Der junge Geist schaut noch nicht so tief, wie der gereifte Verstand, er denkt noch nicht so weit und geht freudig hinüber aus der Kindheit in die Jugendzeit wie ins gelobte Land. Wie anders wären die Gefühle, wenn die Kinder zuvor wüßten, was ihren Geist und Körper treffen kann.

(124)

*

Die Ernährung der Kinder

Es liegt unendlich viel daran, daß die Kinder gut genährt werden.

... (125)

Möchten doch alle Mütter oder Erzieherinnen den Kindern stets nur die einfache, leicht verdaulich, nahrhafteste Kost geben, dann werden die Kinder aufs Beste gedeihen und vor Krankheiten bewahrt bleiben.

... (126)

Eine große Zahl von Kindern, die viel zu essen bekommen, sind schlecht ernährt und verkümmert. Fleisch und Eier ist nichts für Kinder. Das so kräftige Hafermus kommt immer mehr ab; die Mehlspeisen aus grobem Mehl haben Gehalt, von Kunstmehl sind Schleckereien.

... (127)

Wenn doch nur die Eltern nie vergessen würden, daß sie auch für die körperliche Entwicklung ihrer Kinder verantwortlich sind, und daher nie eine unzweckmäßige Kost für dieselben wählen möchten! Fleisch taugt für die Kinder nicht.

Der Hauptgrundsatz ist mithin: Wähle Milch und Mehlspeisen für die Kinder!

(128)

*

Die Abhärtung bei Kindern

Ist das Kind soweit entwickelt, daß es nicht mehr täglich ein warmes Bad braucht, so ist recht gut, wenn die Abhärtung mit kaltem Wasser nicht unterbleibt, sowohl der Reinlichkeit wegen, als besonders wegen der Kräftigung des Körpers.

... (129)

Die Kinder sollen wo möglich baarfuß gehen, denn das härteste Los für alle Stürme des Lebens trifft neben dem Gesicht die Füße. Ich empfehle daher, daß die kleinen

Kinder, wenn sie in ihrer Wohnstube oder überhaupt im Familienhaus sind, womöglich nur barfuß gehen.

... (130)

Bei Kindern soll wo möglich keine Kopfbedeckung gebraucht werden und wenn, dann doch nur eine derartige, daß die Ausdünstung ungehindert einen Ausgang findet.

(131)

*

Luft, Licht und Bewegung

Es kann nicht genug dafür gesorgt werden, daß die Kinder nur gesunde und frische Luft bekommen.

... (132)

Der Vogel gedeiht in der frischen Luft am besten, auch wenn dieselbe noch so sehr wechselt in Betreff der Kälte und Wärme. Kommt er in ein Zimmer, so verliert er seine schönen, glänzenden Farben und seine heitere Stimmung. Gerade so geht es auch den Kindern.

... (133)

Ebenso nothwendig wie die Luft ist auch das Licht für die Kinder.

... (134)

Je mehr die Kinder im Freien sich bewegen, ihren natürlichen Neigungen überlassen unter der Aufsicht ihrer Mutter oder Pflegerin, um so gesünder und kräftiger wachsen sie auch heran. Also freie Luft, freie Bewegung gestatte man den Kindern, und ihre Spiele betrachte man als Übung für die Arbeit und als Vorbereitung für die künftige Beschäftigung.

(135)

Die Schule

Es ist ein großes Unglück, wenn die Kinder zu früh mit zu vielen und zu schweren Arbeiten beladen werden.

Aber noch viel nachtheiliger ist es, wenn den jungen Geisteskräften zu viel zugemuthet wird und dieselben weder Rast noch Ruhe haben.

... (136)

Wenn man unseren gegenwärtigen Schulplan und damit die Anforderungen, die an die Kinder gestellt werden, recht ins Auge fast und diese dann mit der Jugend der Kinder, mit deren zarten Naturen, mit ihren schwachen Talenten und Kräften vergleicht, dann möchte man wohl fragen: Wie sollen die Kinder solche Berge übersteigen, ohne Schaden zu leiden?

... (137)

Die Schulen sollen der Jugend Muth machen, und die gelernten Gegestände sollen Wißbegierde erwecken und zum Weiterlernen antreiben. Man soll in ihnen aber nicht durch Überladung entmuthigt werden.

(138)

*

Die Kinderfreiheit

Ich behaupte, und das Alltagsleben beweist es, daß die zu ruhigen, sich zurückziehenden Kinder alle nicht gesund sind und wenn sie unter denselben Verhältnissen fortleben, auch nicht gesund werden. Die Bewegungen und ebenso die Spiele sind für die Kinder ein nothwendiges Bedürfnis.

Nimmt man den Kindern Bewegung und Muthwillen, dann gebraucht man das sicherste Mittel zur Verkümmerung des Körpers und legt den Grund zu vielen Gebrechen.

(139)

...

Von großer Wichtigkeit für das Gedeihen der Kindernatur ist auch der Verkehr der Kinder untereinander.

(140)

*

Kindererziehung

Möchten die Eltern es doch recht beherzigen, daß in dem kleinen Körper ihres Kindes eine unsterbliche Seele wohnt, die nach dem Ebenbilde Gottes geschaffen wurde, und daß ihnen deshalb in dem Kinde ein himmlisches Kleinod übergeben ist! Sie sollen dafür sorgen, daß der kleine Körper zu einem großen Haus für die Seele werde, recht fest und ausdauernd.

(141)

Wasseranwendungen

Gegen das Bild, nur eine Wasser-Therapie zu sein, wehrt sich die Kneipp-Bewegung seit vielen Jahren. Die Wasseranwendungen stehen zwar im Mittelpunkt der Kneippschen Behandlung, der „Wasserdoktor“ war aber weitaus mehr, als nur ein Hydropath.

Wer die vorangegangenen Kapitel gelesen hat, der weiß es. Sebastian Kneipp war ein Ganzheitsmediziner, der sich nicht auf die kranken Körperteile alleine konzentrierte, sondern stets den ganzen Organismus, ja den ganzen Menschen im Auge behielt.

Als Geistlicher war es für ihn eine Selbstverständlichkeit, daß der Mensch mehr ist als eine Zusammenfassung verschieden funktionierender Körperteile. Das harmonische Zusammenspiel von Körper, Geist und Seele war deshalb stets das Ziel seiner Bemühungen.

Diesem Bild entsprechend ist auch seine Therapie ausgestattet. Die Wasseranwendungen bilden sehr wohl ihren wesentlichen Teil; die heutige Kneipp-Therapie spricht aber von fünf Wirkprinzipien, wenn sie ihr Konzept präsentiert – der Wassertherapie, der Ernährungstherapie, der Bewegungstherapie, der Kräuterheilkunde und der Ordnungstherapie.

Kneipp hatte mit seinen Wasseranwendungen im Jahre 1848 begonnen, nachdem er in der Hofbibliothek in München die „Anleitung zur Wasserheilkunde“ von Johann Siegemund Hahn gefunden hatte. Die Möglichkeit, mit Wasser zu heilen, hatte den damals sehr kranken Studiosus fasziniert, denn Wasser war überall und umsonst.

Nachdem er auf diese Weise sein eigenes Leiden kurieren konnte und später, im Priesterseminar, auch das einiger Studienkollegen, hatte ihn die Wassertherapie sein Leben lang nicht mehr losgelassen. Aus den vielfältigen Möglichkeiten einer Anwendungen mit Wasser – von der Waschung, über Gießungen und Wickel bis hin zu den verschiedenen Bädern – hatte er ein System geschaffen, das jeder Person und fast jedem Leiden individuell gerecht werden kann.

Dabei hatte Kneipp jede der Anwendungen, bevor er sie zur Behandlung von Patienten verwendete, zuerst an sich selbst ausprobiert. Er kannte also nicht nur die genaue Wirkungsweise der einzelnen Maßnahme aus eigener Erfahrung, sondern wußte auch, wie sich der Patient dabei fühlt.

Selbstverständlich hatte sich durch diese Erfahrungen seine Wassertherapie im Laufe der Jahre teilweise geändert. Wie er selber schrieb, sei er mit der Zeit etwas „milder" geworden. Die Grunderkenntnisse seiner jungen Jahre haben sich aber bis heute behaupten können; sie wurden inzwischen vielfach wissenschaftlich bestätigt.

Wassertherapie gehört daher bei manchen Krankheiten heute zu den häufigsten Therapie-Methoden überhaupt. Schade, daß nicht mehr Menschen sie im Alltag zur Vorbeugung anwenden, denn sie könnten sich dadurch einige Krankheiten und Befindlichkeitsstörungen ersparen.

Das Wasser als Heilmittel

Man kann aber nicht bloß durch Kost und Kleidung die Natur widerstandsfähig machen gegen Hitze und Kälte, es gibt ein allgemeines Abhärtungsmittel, das gar nichts kostet, recht einfach ist und die herrlichsten Erfolge bringt.

Es ist also das Wasser sowohl für Kinder, für Heranwachsende, für Diejenigen, welche im Berufsleben die schwerste Last tragen, wie auch fürs hohe Alter ein Hauptmittel zur Erhaltung der Gesundheit, zum Schutze vor Krankheit, zur Kräftigung des ganzen Körpers, mithin das allgemeine Hülfsmittel in allen Mühseligkeiten der Wanderung von der Wiege bis zum Grabe.

... (142)

Ist das Wasser für den gesunden Menschen ein vorzügliches Mittel, seine Gesundheit und Kraft zu erhalten, so ist es auch in der Krankheit das erste Heilmittel; es ist das natürlichste, einfachste, wohlfeilste und, wenn recht angewendet, das sicherste Mittel.

... (143)

Wo Medikamente wenig oder gar nichts vermögen, kann mit Wasser der beste Erfolg erzielt werden; es ist deshalb nur schade, daß man das Wasser und die Anwendungen mit Wasser wenig kennt.

(144)

*

Die Regeln der Wasseranwendung

Im welchem Zustande muß man sein, um eine Anwendung vornehmen zu können?

Das Allererste und Nothwendigste ist, daß der Körper seine volle Naturwärme hat, d.h. es darf ihn nicht frösteln und nicht frieren. Wer halb kalt und halb warm ist, bei dem würde das Wasser entweder nur wenig oder gar nicht wirken, vielmehr im Gegentheile geradezu nachtheilig sein.

Anders verhält es sich jedoch bei Solchen, welche an kalten Füßen leiden.

Mit kalten Füßen im kalten Wasser gehen ist auch gut und macht am allerehesten warme Füße; doch darf dieses Wassergehen die Zeit von drei bis fünf Minuten nicht überschreiten.

... (145)

Man übertreibe nicht mit Wasseranwendungen, ich warne Jeden ernstlich davor, damit er nicht durch zu viele Anwendungen seine Naturwärme schwächt und so einem für die Natur schädlichen Feind Eingang verschafft, nämlich der Kälte.

... (146)

Kann man aber einmal mit dem kalten Wasser nichts mehr ausrichten, dann ist mit dem warmen erst recht nicht mehr viel oder gar nichts mehr anzufangen. Als eine kleine Beihilfe im Wechsel mit kalten Bädern kann man die warmen recht gut gebrauchen, aber niemals können Krankheiten mit warmen Bädern geheilt werden.

Selbst Gichtleiden werden durch Gießungen und kalte Bäder sicherer geheilt als mit warmen Bädern.

... (147)

Wer beim Wasser nicht aushält, der fangt besser garnicht an. Darum dringe ich so darauf, daß die Leute bei den Anwendungen, die sie bekommen, aufmerken und so dann daheim die Kur mit Erfolg weiterführen können. Das Gleiche ist's mit der Kost.

(148)

...

Auf den ganzen Körper muß man einwirken, dann wird auch die kranke Stelle geheilt werden. Diese Gründe haben micht veranlaßt, regelmäßig auf den gesammten Organismus einzuwirken, gleichzeitig aber, um mit dem ganzen Körper doch auch wieder schonend verfahren zu können, von Zeit zu Zeit nur einen bestimmten Körpertheil in Behandlung zu nehmen und dann wieder einen anderen.

... (149)

„Soll man ins Wasser hinein hüpfen oder springen?"

Die Antwort lautet: „Man soll langsam in das Wasser hineinsteigen, ebenso auch mit den Gießungen von unten nach oben beginnen, damit der Körper recht schonend behandelt wird."

(150)

*

Der Kreislauf und die Gesundheit

Nach meiner Ansicht hat Niemand zu viel Blut. Leite ich hingegen das Blut in der richtigen Weise vom Herzen ab, so wird dasselbe auch entlastet, ohne daß ich dem Körper Blut zu entziehen brauche.

... (151)

Ein regelmäßiger Blutumlauf kann auch durch keine Medikamente, mögen sie heißen, wie sie wollen, bewirkt werden. Ein solches Meisterstück kann nur das Wasser liefern.

... (152)

Um den Blutumlauf in Ordnung zu bringen und darin zu

erhalten, sind am besten folgende Anwendungen: der Knieguß, der Schenkelguß und die Oberkörperwaschungen.

Das Barfußgehen ist das allererste und auch das allersicherste Mittel.

(153)

*

Die Waschungen

Die allereinfachste Anwendung des Wassers sind wohl die Waschungen.

Die erste Bedingung ist, daß es so rasch als möglich geht. Die Ganzwaschung soll höchstens eine Minute dauern. Nichts ist gefährlicher, als der freien Luft ausgesetzt zu sein, besonders wenn das Lokal nicht gut erwärmt ist.

... (154)

Ist der ganze Körper gewaschen, dann soll der Leib so schnell wie möglich wieder bekleidet werden.

Geht der Gewaschene nicht wieder ins Bett, dann soll er sich schnellstens anziehen und dann wenigstens einige Bewegung machen, bis er die volle Wärme wieder hat.

... (155)

Alle Tage eine Ganzwaschung taugt nicht. Man gewöhnt dadurch den Körper zu sehr daran, und dann haben die Waschungen nicht mehr die vorzügliche Wirkung, weil sie der Natur zum Bedürfnis geworden sind.

Zwei- bis dreimal in der Woche eine Ganzwaschung geht gut an.

Wird die Ganzwaschung bei einer Krankheit angewendet, so soll sie fortgesetzt werden, bis der Kranke vollständig gesund ist.

(156)

Die Güsse

Wie vom Kopf bis zum Fuß verschiedene Körperteile sind, die ihren eigenen Namen tragen, so sind auch die Gießungen, angefangen vom Kopfguß bis zum Fußguß, den einzelnen Körpertheilen angemessen und nach diesen benannt. Ganz so verhält es sich mit den Bädern.

... (157)

„Warum soll das Wasser gleichmäßig aufgegossen werden, und warum kann es nicht ohne Weiteres über den Körper geschüttet werden?" Desto eher wird die Reaktion eintreten, je gleichmäßiger und ruhiger das Wasser aufgegossen wird.

... (158)

Was der Mantel über die übrigen Kleidungsstücke ist, das ist der Vollguß über alle die verschiedenen kleineren Anwendungen. Bis Einer den Vollguß bekommt, hat er längst den Knieguß, den Schenkelguß, den Oberguß, den Rückenguß und das Halbbad durchgemacht.

(159)

*

Die Wickel

Wer das Wasser in seiner Wirkung kennt und die Anwendungen recht zu geben versteht, der kann durch Wickel und Auflagen dasselbe erreichen wie durch Gießungen.

... (160)

Wie jeder Wickel seinen eigenen Namen trägt, so hat er auch seine eigenen Wirkung, und wie die Wickel ganz verschieden von einander sind, so sind auch ihre Wirkungen verschieden.

(161)

...

Wie die warmen Wickel alle zwanzig Minuten wiederholt in warmes Wasser eingetaucht werden müssen, so müssen auch die kalten Wickel nach zehn bis zwanzig Minuten erneuert werden.

... (162)

Ein noch nicht lange dauernder Katarrh der oberen Luftwege kann durch den Halswickel in einer Stunde beseitigt werden, wenn nach je acht bis zehn Minuten das Tuch wieder frisch eingetaucht wird.

Die Wickel werden aber nur dann gut wirken, wenn sie gut auf der Haut anliegen.

... (163)

Der Halswickel soll so gut anliegen, daß sich keine Luftblasen bilden können. Nach längstens zwanzig Minuten wird er erneuert und so eine bis eineinhalb Stunden fortgefahren.

... (164)

Es kann also eine gesunde und kräftige Natur ungefähr alle acht bis vierzehn Tage einen spanischen Mantel nehmen und dabei ganz gut bei Gesundheit und Kraft verbleiben. Es können aber auch die zu korpulenten Naturen ihn auf dieselbe Weise gebrauchen, und zwar ungefähr in der Woche zwei- bis dreimal, aber immer nur zwei bis vier Wochen hindurch; es müssen jedoch stets andere Anwendungen damit verbunden werden.

... (165)

Ganz besonders anwendbar ist das nasse Hemd bei den Kindern. Es ist ihr spanischer Mantel. Es kann bei hitzigen Fiebern wie bei allen gewöhnlichen Krankheiten gebraucht werden.

(166)

...

Es soll nach einem Wickel nie ein Halbbad oder eine Ganzwaschung vorgenommen werden.

(167)

*

Die Bäder

Auf die Frage: „Wie lange soll ein Bad dauern?“ lautet die Antwort: „Das kürzeste Bad ist das beste.“

„Wie kalt darf das Wasser sein?“ Die Antwort lautet: „Je kälter, desto besser.“

... (168)

Während nach manchen Wasserbüchern die Bäder Minuten lang, oft auch eine halbe Stunde und selbst noch länger genommen wurden, kam ich durch lange Versuche zu der Überzeugung, daß das kürzeste Bad das allerbeste ist.

... (169)

So soll man sich auch so schnell wie möglich nach dem Bade wieder anziehen, wie man vorher war.

Man solle den Körper weder abreiben noch abtrocknen, sondern ganz naß so schnell wie möglich ein Hemd anziehen.

... (170)

„Wie soll man sich nach dem Bade verhalten?“ Wie man vor dem Baden ganz warm sein soll, wenn man einen guten Erfolg erzielen will, so soll man auch Sorge tragen, daß man nach dem Bade so schnell als möglich wieder warm wird. Das ist wohl einer der wichtigsten Punkte für den Hydropathen.

(171)

...

(nach dem Bade) warne ich vor zu vielen anstrengenden Bewegungen, die selbst einen geruhten Körper müde machen; solche würden die kräftigende Wirkung des Wassers vereiteln.

... (172)

Es gibt verschiedene Gattungen von Bädern und jedes Bad hat seine eigene Bedeutung. Gerade so ist es auch bei den Gießungen. Und ganz in derselben Weise können auch Dampfbäder genommen werden.

... (173)

Ich bin auch hierin zu der Überzeugung gekommen: nur nicht zu viel, so daß ich nur in seltenen Fällen die Dämpfe gebrauche, nämlich nur dann, wenn starke Verhärtungen vorhanden sind.

Die große Hitze macht nicht blos schlaff und welk, sondern auch empfindlicher, und nichts ist gewisser, als daß man besonders zur Winterszeit auf das Dampfbad einen Katarrh bekommt.

... (174)

Ganz besonders wirksam ist das Fußbad für die Sprachorgane. Denjenigen, welche eine schwache Stimme haben, oder welche die Stimme von Zeit zu Zeit versagt, kann das kalte Fußbad nicht genug empfohlen werden.

... (175)

Das warme Fußbad hat so ziemlich dieselbe Wirkung wie das kalte. Es wird hauptsächlich bei älteren und schwächeren Leuten angewendet. Von großer Wichtigkeit sind besonders die Heublumenbäder. Sie werden ebenso wie das warme Fußbad in der Dauer von 14 Minuten gebraucht.

(176)

...

So bin ich nach und nach zur klarsten Überzeugung gekommen, daß man nicht viele Sitzbäder nehmen dürfe, weder kalte noch warme. Die warmen Sitzbäder gebrauchte ich stets mit Beimischungen von Zinnkraut-, Haferstroh- oder Fichtenreiser-Absud oder auch Salz.

(177)

...

Das Halbbad reicht bis an die Brust. Die Dauer des Halbbades soll zwei bis höchstens sechs Sekunden sein.

(178)

...

Nach meiner Überzeugung wird der Gesunde vollständig ausreichen, wenn er in der Woche zwei bis drei Halbbäder nimmt und wöchentlich zwei- bis dreimal den Oberkörper wäscht.

(179)

...

Wenn man das eine oder andere warme Bad nimmt, ungefähr in der Woche eines, so gefallen sie gar nicht übel. Nimmt man aber die warmen Bäder öfters, so müssen sie nothwendiger Weise schwächen.

(180)

*

Behandlung mit Massage?

Die Allopathie hat das Massieren eingeführt. Ich bin grundsätzlich dagegen, weil so Viele zu mir gekommen sind, die nicht bloß von den Schmerzen erzählten, die sie dabei ausgestanden, sondern auch davon, wie schlecht es ihnen bekommen.

(181)

Krankheiten

Die durchschnittliche Lebenserwartung hat sich in den letzten 100 Jahren beinahe verdoppelt. Darauf weisen die Gesundheitspolitiker voller Stolz immer wieder hin, wenn sie nach der Effektivität unseres Gesundheitswesens gefragt werden.

„Wir leben heute nicht länger, wir sind nur länger krank", meinte zum gleichen Tatbestand einer der engagiertesten Verfechter der Naturheilkunde, Prof. Kötschau. Wie sieht nun die gesundheitliche Situation hundert Jahre nach Kneipp wirklich aus?

Das Spektrum der Krankheiten hat sich in diesem Jahrhundert vollkommen verändert. Während im vorigen Jahrhundert die meisten Menschen an einer Infektion – einer Seuche, einer Blutvergiftung, im Wochenbett u. ä. – gestorben sind, spielen diese Krankheiten im Zeitalter der Antibiotika kaum noch eine Rolle.

Heute stirbt dafür jeder zweite an einer Erkrankung des Herz-Kreislauf-Systems und jeder fünfte an Krebs. Im Unterschied zu den Infektionen sind das Krankheiten, die nur selten über Nacht entstehen. Sie machen sich vielmehr schrittweise bemerkbar, zuerst als kleine Beschwerden, die dann irgendwann einmal in ein offenes Leiden übergehen.

Zu diesen langwierigen und lebensbedrohlichen Krankheiten gesellen sich noch die sogenannten chronischen Leiden wie Rheuma oder Allergie. Obwohl sie bereits ungeheuere Ausmaße angenommen haben, weiten sie sich immer noch stetig aus. Nach Schätzungen von Fachleuten haben wir heute alleine in der Bundesrepublik 10 Millionen Rheumakranke und etwa 20 Millionen Allergiker, so daß statistisch gesehen kaum noch ein erwachsener Bundesbürger gesund sein kann.

Die chronischen Krankheiten sind zwar selten lebensbedrohlich, sie gelten aber für die Medizin als nicht heilbar. So stehen die Betroffenen, teilweise durch massive Symptome beeinträchtigt, ohne Hoffnung auf Genesung da und müssen täglich die gleichen Aufgabe meistern – ein Leben mit der Krankheit.

Das veränderte Krankheitsbild ist also letztlich in der Hauptsache den Fortschritten in der modernen Medizin und der durch industrielle Entwicklung diktierten Lebensweise zu verdanken – sozusagen als ihre unerwünschte Nebenwirkung.

Es ist naheliegend, in welche Richtung der Weg aus dieser Sackgasse führen muß: Die Wohlstandsbürger werden radikal ihre Lebensweise verändern und außerdem stärker zu naturmedizinischen Maßnahmen greifen müssen, wenn sie aus dem Teufelskreis der zivilisatorischen Krankheiten herauskommen wollen.

Gerade die Kneipp-Therapie bietet dazu eine breite Palette von Möglichkeiten.

Sebastian Kneipp hatte sich in seinen Schriften zu zahlreichen Krankheiten geäußert, viele davon, wie z.B. die Schwindsucht, kommen heute kaum noch vor. Wir haben deshalb in den nachfolgenden Zitaten jene Aussagen gewählt, die sich auf heute noch aktuelle Leiden beziehen. Unnötig zu betonen, daß sie viel zu knapp sind, als daß man mit ihrer alleinigen Hilfe zur Selbstbehandlung greifen könnte. Es sind nur kleine Splitter eines fein ausbalancierten Behandlungssystems, die höchstens den einen oder anderen Tip liefern und vielleicht noch auf eine eigene Erfahrung mit der Kneipp-Therapie neugierig machen.

Der kranke Körper

Es gibt viele Krankheiten, welche wohl lästig sein können, aber nicht so leicht den Tod zur Folge haben. Es gibt aber auch Krankheiten, welche bei ihrem Entstehen ganz unbedeutend und schuldlos auftreten, nach und nach aber sicher den Tod bringen.

... (182)

Will man einen Baum aus der Erde ausgraben, so muß man zuerst alle Wurzeln entfernen; erst dann wird der Baum aus dem Boden genommen werden können. Ganz ähnlich verhält es sich mit den Krankheiten.

Wenn auch jede Krankheit ihre eigene Entwicklungsstelle im Körper hat, so erfaßt sie doch den ganzen Körper und wirkt auch auf den ganzen Körper verheerend ein. Würde deshalb Jemand nur an der kranken Stelle herum kurieren, so würde die Wurzel des Krankheitsbaumes in der Natur bleiben, und der Kranke würde nicht gesund werden. Wenn also Jemand krank ist, hat er nicht bloß einen kranken Körpertheil, sondern sein ganzer Körper ist krank.

(183)

*

Ernährung im Krankheitsfalle

Den Kranken gibt man gewöhnlich eine andere Kost als den Gesunden. Das halte ich gar nicht für richtig, insofern als man überhaupt nur gute und gesunde Kost genießen soll. Der Kranke soll wo möglich bei der gewohnten Kost bleiben und höchstens dieselbe in kleineren Portionen zu sich nehmen. Es ist selbst für gesunde Leute von keinem Nutzen, wenn sie die Kost wechseln; Viele halten einen derartigen Wechsel nicht gut aus, sie bekommen Abweichen und ähnliche krankhafte Zustände. Um so mehr werden derartige Folgen bei Kranken eintreten, wenn sie die Kost wechseln.

... (184)

Sonderbar ist, daß die Kranken ein ganz besonderes Verlangen nach gewissen Speisen und Getränken haben; meistens will man ihnen diese Speisen aber nicht geben. Meine Meinung ist, daß die Natur nach dem, was sie braucht, gewöhnlich am meisten Verlangen hat; gegen was sie aber Abneigung zeigt, das kann sie in der Regel auch nicht brauchen.

(185)

*

Appetitlosigkeit

Der Appetit würde gewöhnlich gut sein, wenn nicht die Angst vorhanden wäre. Glaubt der Kranke aber, er könne etwas nicht verdauen, dann verdaut er auch wirklich nicht mehr gut.

(186)

*

Augenleiden

Wie man das Auge schwächen kann, so kann man dasselbe auch stärken, und wie im Allgemeinen der ganze Körper abgehärtet und gekräftigt werden kann, so können auch einzelne Körpertheile gekräftigt werden, so auch die Augen.

... (187)

Es ist heutzutage Mode, verschiedenartige Brillen zu tragen. Wie man früher nur die grüne Farbe empfohlen hat, so werden jetzt die verschiedensten Farben empfohlen. Ich empfehle keine von diesen Farben, sondern nur das, was vom Schöpfer bestimmt ist, nämlich die reine Luft. Wenn die Augen Licht und Luft nicht ertragen können, so sind sie krank.

... (188)

Ich bin der vollsten Überzeugung: wenn die Natur des Menschen durch Helle und Sonnenlicht abgehärtet ist, dann wird jedermann sein gutes Augenlicht haben; ist dies nicht der Fall, dann ist der Körper verkümmert und mit ihm auch das Auge. Es soll also das Möglichste gethan werden, daß man der Helle und des Sonnenlichtes nicht entbehre, und Auge und Körper wird dann in einem viel besseren Zustande sein.

... (189)

Wenn ich nur auf die Augen einwirke, werde ich viel Zeit brauchen, als wenn ich zugleich auf den ganzen Körper einwirke. Die Hauptkur besteht also darin, daß auf den ganzen Körper reinigend eingewirkt wird.

... (190)

Alle Augenleiden werden um so seltener eintreten, je mehr eine geregelte Lebensweise gepflegt und der ganze Organismus abgehärtet wird.

(191)

*

Ausschlag

Der ganze Organismus ist gebildet aus Blut; er wird durch das Blut erhalten, wie er auch nur durch das Blut genährt wird. Ist das Blut gut, so ist auch der Zustand einer Person ein guter; ist aber das Blut krank, d.h. mit Krankheitsstoffen vermischt, so leidet darunter auch der ganze Körper.

Wenn nur ein Theil des Körpers mit Ausschlag behaftet wird, so fließt in diesem kranken Theil kein anderes, sondern dasselbe Blut wie in den übrigen Körpertheilen, und die mit Ausschlag behaftete Stelle ist nur der Punkt, welchen sich die Natur als Ausgangstor für die Krankheitsstoffe selbst gesucht hat.

Es muß also der Krankheitsstoff im ganzen Leibe aufgelöst und ausgeleitet werden. Dieses geschieht hauptsächlich auch dadurch, daß eine gute Nahrung besseres Blut bringt. Durch die Anwendungen mit Wasser tritt ein rascherer Stoffwechsel ein.

(192)

*

Bettnässen

Ich hatte alle möglichen Versuche mit Kräutern und verschiedenen anderen Hausmitteln gemacht, blieb jedoch gänzlich unbefriedigt.

Nur ein Mittel habe ich zuletzt gefunden, welches geholfen hat und noch hilft; dieses Mittel ist: täglich zweimal vier bis fünf Minuten bis über die Waden im Wasser gehen.

(193)

*

Beinleiden

Wenn also Jemand geschwollene Füße hat, so ist das ein Beweis, daß der ganze Körper krank ist. Will man geschwollene Füße heilen, so muß man auf den ganzen Körper einwirken. Auf die Füße allein einwirken, wenn die Geschwulst von Bedeutung ist, halt ich für eine Thorheit.

(194)

Durchfall

Wenn sich der Durchfall nur zwei- bis dreimal wiederholt, so hat er nicht viel zu bedeuten; es kann dem Organismus sogar genützt haben, wenn durch die Naturpolizei die unbrauchbaren Stoffe ausgeschieden wurden.

Auch bei der Wasserkur kann Durchfall vorkommen, aber nur dann, wenn die Anwendungen entweder nicht richtig gemacht werden, oder wenn man unvorsichtiger Weise eine Anwendung vornimmt, ohne daß die Natur in dem gehörigen Zustande ist, oder endlich, wenn man zu viele Anwendungen macht.

... (195)

Das beste Schutzmittel gegen den Durchfall, und zwar von frühester Kindheit an bis ins hohe Greisenalter, besteht darin, daß man seinen Körper abhärtet, bei der Auswahl und dem Genuß der Speisen vernünftig zu Werke geht und ebenso vorsichtig in der Wahl der Getränke ist. Man vermeide ganz besonders süße Backwerke und Speisen mit vielem Zucker!

(196)

*

Kalte Füße

Wenn auch jeder Körpertheil an und für sich sehr wichtig ist und keiner fehlen darf, ohne daß dadurch der ganze Körper in Mitleidenschaft gezogen wird, so sind es doch ganz besonders die Füße, welche eine große und wichtige Aufgabe zu lösen haben.

... (197)

Unter einer großen Anzahl von Menschen wird man kaum ein Dutzend herausfinden, welche nicht über kalte Füße zu klagen haben. Die Ursache der kalten Füße liegt im Blutlauf; das Blut muß die Natur nicht bloß ernähren, sondern auch erwärmen. Wo keine Wärme ist, da fehlt das Blut.

Wenn das Blut nicht regelmäßig im ganzen Körper zirkuliert, dann kann es unmöglich einen allseitig gesunden und kräftigen Körper bilden und erhalten.

Gibt es nun aber Mittel, welche das Blut in alle Körpertheile gleichmäßig vertheilen? Warum denn nicht? Aber in der Apotheke hat man sie nicht feil, und würde Einer den Vorrath einer ganzen Apotheke nacheinander einnehmen, so würden die Füße doch immer kalt bleiben. Das Mittel, welches warme Füße macht, ist das Wasser.

...

(198)

Wenn man neben einem solchen Barfußgang im Zimmer die Füße ein paarmal in kaltes Wasser eintauchen würde, um dadurch die Fußwärme noch mehr zu erhöhen und die Füße selbst noch mehr abzuhärten, wäre das zu viel der Mühe im Vergleich mit dem Vortheil, den solches der Gesundheit bringt? Und ist es nicht auch sehr unangenehm, den ganzen Tag kalte Füße zu haben und dieselben möglichst oft in dicke Filzschuhe stecken zu müssen, die vielleicht noch vorher erwärmt werden müssen, um die Kälte der Füße zu vertreiben?

(199)

*

Gewichtsreduktion

Mancher Korpulente wird glauben, daß dieser Volldampf für seinen Körper am besten sei, um recht viel wegzuschwitzen.

Ich bin zu der Überzeugung gekommen, daß bei solchen Leuten Vollgüsse, Rückengüsse und Blitzgüsse viel günstiger wirken, um ihr Gewicht zu vermindern.

(200)

Gicht

Gicht ist eine Krankheit, welche häufig vorkommt, von der aber gewöhnlich nur die höheren Stände oder Solche, die eine üppige Lebensweise führen, geistige Getränke und zuviel nahrhafte Speisen genießen, befallen werden.

Wie die Lumpen von einem Wirtshaus zum anderen gehen und ihr Unwesen treiben, gerade so treibt sich diese Krankheit von einer Stelle zur anderen und traktiert den Menschen.

... (201)

Je öfter aber diese Krankheit sich wiederholt, um so weiter dehnt sie sich auch aus, und um so mehr wird auch die Heilung erschwert. Durch zwanzig Jahre hindurch kamen alle möglichen Kranken, nur kein Gichtleidender, zu mir, und ich hätte so gern gewußt, wie das Wasser diese Krankheit heile. Endlich kam ein Geistlicher, und er wurde durch das Wasser gut geheilt.

(202)

*

Herzleiden

Das erste bei der Heilung von Herzleidenden ist, das Blut im ganzen Körper gleichmäßig zu vertheilen.

... (203)

Bei Herzleiden kann auch nach innen mit Erfolg eingewirkt werden. Alle Mittel aber sollen nur stärkend sein, theils für den Magen, damit eine gute Verdauung zu Stande kommt, theils für den Unterleib, besonders auch für die Nieren, damit, wo noch Schwäche vorhanden ist, durch diese Mittel nachgeholfen wird.

(204)

Husten

Vor einigen Jahren wurde auf einmal Mode, Schlipse zu tragen, damit nicht so viele Halsgebrechen und so verschiedene Gattungen von Husten allgemein würden.

Man glaubte, jetzt werde jeglicher Husten aufhören, weil man allgemein Schlipse trage. Und jetzt sind die Schlipse so ziemlich wieder verschwunden, wohl aus keinem andern Grunde, als weil sie durch Verweichlichung noch mehr Husten brachten.

Der Hals soll möglichst frei und offen sein, daß die Ausdünstung nicht gestört wird und die frische Luft auch stets die Halsorgane abhärtet.

(205)

*

Katarrh

Ein noch nicht lange dauernder Katarrh der oberen Luftwege kann durch den Halswickel in einer Stunde beseitigt werden, wenn nach je acht bis zehn Minuten das Tuch wieder frisch eingetaucht wird.

Die Wickel werden aber nur dann gut wirken, wenn sie gut auf der Haut anliegen.

... (206)

Um einen Katarrh zu kurieren, darf man ja keinen Kopfdampf nehmen.

... (207)

Die Katarrhe können verschiedener Art sein und nicht bloß im Oberkörper, namentlich in den Athmungsorganen auftreten, sondern sie können auch Theile des Unterleibs befallen.

Je mehr die Menschen sich verweichlichen, um so häufiger kommen die Katarrhe.

(208)

Kopfweh

Eine große Anzahl von Kopfleidenden hat mich versichert, daß gar nichts das Kopfleiden so gemildert und zuletzt ganz gehoben habe, wie das Barfußgehen.

(209)

*

Krampfadern

Will man die Krampfadern an den Füßen heilen, so erzielt man nur dann einen guten Erfolg, wenn man auf den ganzen Körper einwirkt. Nur durch Anwendungen auf die Füße die Krampfadern zu kurieren ist unmöglich, da kann weder das Wasser noch ein anderes Mittel helfen.

(210)

*

Magenleiden

Das Barfußgehen hat auch indirekt eine große Einwirkung auf den Magen; denn je kräftiger die Natur ist, um so thätiger und kräftiger geht die ganze Maschine, und um so leichter wird auch der Magen das bereiten, was die Natur braucht.

(211)

*

Migräne

Der Magen wirkt sehr auf den Kopf und viel Kopfschmerz hat seine Ursache meist im Magen. Migräne stammt in den allermeisten Fällen von einem schlechten Magen her. Esset mäßig, trinket wenig und nie unter dem Essen, meidet die Gewürze, haltet Ordnung ein hinsichtlich der Zeit des Essens, und ich verspreche euch, nicht nur die Verdauung wird in Ordnung sein, der ganze Mensch wird sich wohl befinden.

(212)

*

Schnupfen

Will man den Schnupfen ganz schnell entfernen, so legt man sich einen Tag ins Bett, wäscht alle Stunden den Oberkörper und umwindet ihn gleich nach dem Waschen mit einem trockenen Handtuch.

(213)

*

Schwäche der Sprachorgane

Ganz besonders wirksam ist das Fußbad für die Sprachorgane. Denjenigen, welche eine schwache Stimme haben, oder welchen die Stimme von Zeit zu Zeit versagt, kann das kalte Fußbad nicht genug empfohlen werden.

(214)

*

Unterleibskrankheiten

Infolge der Verweichlichung leidet das weibliche Geschlecht namentlich an einer Anzahl von Unterleibskrankheiten. Würde das Weibervolk durch die Abhärtung den ganzen Körper widerstandsfähiger machen, dann würde der größte Theil dieser Krankheiten ausbleiben.

... (215)

Durch das Barfußgehen wird nicht bloß der Blutlauf geregelt und werden die Füße gestärkt, sondern es wirkt auch auf den ganzen Unterleib ein. Gerade die Blasenkatarrhe und andere krankhafte Zustände ähnlicher Art im Unterleibe werden durch Barfußgehen am besten gemildert und gehoben.

(216)

*

Venenleiden

Alle Blutstauungen, mögen sie im Innern des Körpers sich befinden oder auf der Haut sichtbar sein, sind ebenso gut zu beachten, wie Krampfadern an den Füßen und wie Hämorrhoiden, denn alle ohne Ausnahme wirken nachtheilig auf die Gesundheit ein und können auch gefährlich werden. Wie sie dem Körper nachtheilig sind, so sind auch alle insgesammt im Stande, den Geist zu drücken.

(217)

*

Verstopfung

Die Stuhlverhärtung ist ein krankhafter Zustand und die Ursache davon ist immer Unthätigkeit im Unterleib. Somit ist allererst nothwendig, auf den ganzen Körper einzuwirken, damit eine allgemeine Thätigkeit und Gleichmäßigkeit der Blutzirkulation entsteht und die ganze Maschine in einen ordentlichen Gang gebracht wird. Mit inneren Mitteln wird man nicht viel erreichen; wenn man damit auch Stuhlgang bewirkt, so wird doch mit der Zeit die Natur immer schwächer.

. . .

(218)

Merkt man, daß Stuhlverstopfung eintreten möchte, so säume man nicht, gleichmäßig einen Löffel voll Wasser einzunehmen, bis der Stuhlgang in Ordnung ist!

(219)

...

Der Löffel Wasser, stündlich genommen, regelt auch den verhärtetsten Stuhl, wenn die Übung beharrlich durchgeführt wird; diese Wasseranwendung darf ruhig das ganze Jahr hindurch genommen werden.

(220)

*

Zahnweh

Mancher läßt den morschen Zahn ausziehen und sucht auf diese Weise dem Schmerze zu entkommen. Mein Urtheil hierüber ist: Es soll kein Zahn ausgezogen werden, sondern wenn Zahnschmerzen vorhanden sind, so soll man diese beseitigen; denn lieber ist mir ein gebrechlicher als gar kein Zahn.

(221)

Allgemeines

Vergleicht man die Welt aus der Zeit Kneipps mit der unseren, fallen zuerst die gewaltigen Unterschiede auf. Wir sind reicher als die Menschen im vorigen Jahrhundert, da wir mehr produzieren. Wir haben mehr von der Welt gesehen, da wir schneller und weiter fahren können. Und wir strengen unseren Körper kaum noch an, weil uns die Maschinen jede körperliche Tätigkeit abnehmen.

Nicht nur die Produktion oder der Verkehr, sondern das ganze Leben verläuft heute viel schneller als vor hundert Jahren. Man könnte sagen: alles rotiert und wir sehen dem vom Fernsehstuhl aus zu. Der moderne Mensch ist also, gemessen an den Zeitgenossen Kneipps, flexibler und unbeweglicher zugleich. Er ist in all seinen Lebensbereichen einer solchen Flut von Eindrücken und Informationen ausgesetzt, daß er an die Grenzen seiner Aufnahmefähigkeit stößt.

Trotz dieser stürmischen Veränderungen und der sich daraus ergebenden Unterschiede merkt man aber beim genaueren Hinsehen, daß sich gerade die wichtigsten Dinge nicht verändert haben: Der Mensch mit seinen vielfältigen Gefühlen und Bedürfnissen, mit seinem Bemühen, die Welt zu begreifen, und seiner Suche nach dem Sinn, ist der gleiche geblieben, wie vor hundert oder vor tausend Jahren.

Dank dieser Beständigkeit kann er deshalb aus den Erfahrungen und Erkenntnissen seiner Vorfahren schöpfen. Deren Wissen zu suchen ist also kein Ausdruck rückschrittlicher Gesinnung, sondern ein vorweggenommenes Stück der Zukunft.

Was zu viel ist, schadet.

(222)

*

Alles Gute gedeiht langsam, und Alles, was zu häufig angewendet und gebraucht wird, bringt zuletzt Nachtheile.

(223)

*

Es bleibt bei mir immer der Grundsatz fest, möglichst gelinde auf die Natur einzuwirken.

(224)

*

Wer was erlangen will auf der Welt, muß es durch Arbeit zu gewinnen suchen, sonst erhält er nichts. Durch die Arbeit vermehrt sich auch die Kraft, und je kräftiger der Mensch ist, um so mehr darf er auf Gesundheit und Ausdauer rechnen.

(225)

*

Suchen wir auf der Welt keinen Himmel! Wenn wir den Mühseligkeiten des Lebens entlaufen wollen, geht es garnicht!

(226)

*

Das ganze Leben des Menschen ist eine Schule. Tag für Tag geht Jeder in diese Schule, Tag für Tag kann er lernen und sich üben. Dieses dauert bis zum Sterben. Glücklich der Mensch, der es versteht und sich bemüht, das Nothwendige, Nützliche und Heilsame mehr und mehr sich anzueignen.

(227)

*

Lerne Jeder zunächst das, was er für seinen Beruf nothwendig wissen muß, aber lerne er Dieses gründlich und bleibe er dabei gesund; dann gehe er über zu dem Nützlichen, und er wird als ein weiser Mann handeln.

(228)

*

Es ergeht uns Alten, wie einem Baum im Feld; er wird halt morsch und ausgewittert und wurmstichig – aber heiter sind wir doch g'wesen und nun, wenns auch zum Sterben kommt, ist's nicht so arg.

(229)

SCHLUSSWORT

Wer mir das, was ich hier gesagt habe, nicht glauben will, der thue, wie er mag; ich mache es auch so, und damit basta. Eins aber möge mir Jeder glauben, Dies nämlich, daß ich nicht mit Vorurtheil gesprochen, sondern nur zum Besten meiner Mitmenschen dargelegt habe, was ich durch Beobachtung gefunden.

Sebastian Kneipp

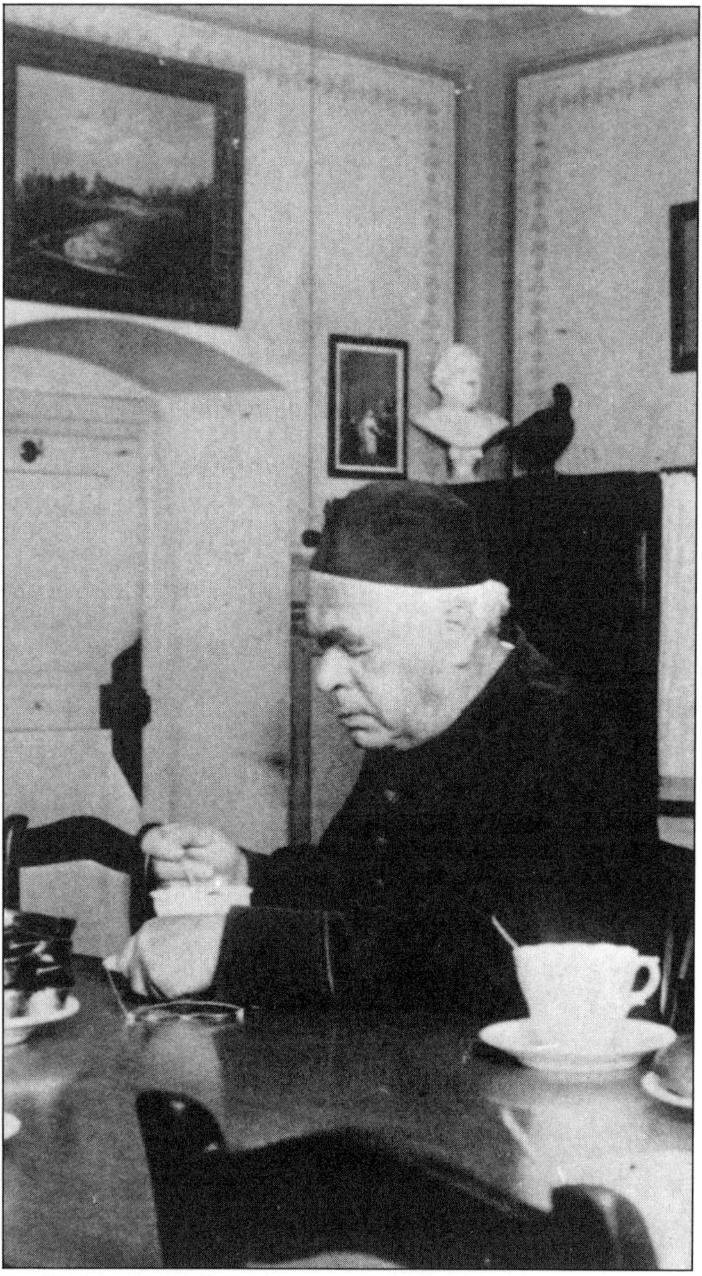

Pfarrer Kneipp beim Frühstück

Kurze Biographie

1821 Am 17. Mai wurde Sebastian Kneipp in Stefansried bei Ottobeuren (Allgäu) in der Familie eines armen Hauswebers geboren.

1844 Der damals 23jährige wurde in Dillingen an der Donau in das Gymnasium aufgenommen.

Nachdem bei einem Brand des elterlichen Hauses das für ein Studium ersparte Geld verlorenging, schien es für den völlig mittellosen jungen Mann zunächst aussichtslos, den von ihm erwünschten Weg „zum geistlichen Leben" zu beschreiten. Erst über einen mühsamen Umweg fand er einen „Mäzen", der ihm das vorgeschriebene Studium finanzierte.

1848 Sebastian Kneipp beendete das Gymnasium erfolgreich und wechselte auf die Universität München über. In dieser Zeit machte sich eine Lungentuberkulose, die von Ärzten kurz vorher diagnostiziert wurde, bereits dermaßen bemerkbar, daß er nach einer Vorlesung „hätte meistens nur wenig erzählen können, was ich gehört".

In dieser schweren Zeit entdeckte er zufällig in der Hofbibliothek die „Anleitung zur Wasserheilkunde" vom Johann Siegemund Hahn, einem naturheilkundigen Arzt aus dem 18.Jahrhundert, der sich in seinem Werk wesentlich mit Wasseranwendungen beschäftigte und heute als einer der Pioniere der wissenschaftlichen Naturmedizin gilt. Die Ausführungen vom Hahn haben Kneipp sehr beeindruckt und seinen weiteren Lebensweg entscheidend beeinflußt.

Er begann nach diesen Anleitungen mit einer Selbstbehandlung, die erfolgreich verlief.

Unterricht
von
Krafft und Würckung
des
frischen Wassers
in die
Leiber der Menschen
besonders der Krancken
bey dessen
innerlichen und äusserlichen Gebrauch,
welchen aus deutlichen
durch die Erfahrung bestätigten
Vernunfft=Gründen
ertheilet

Johann Siegemund Hahn,
Phil. & Medic. Doctor und Practicus in Schweidnitz.

Dritte und vermehrte Auflage.

Breßlau und Leipzig,
Verlegts Daniel Pietsch, Buchhändl.
1749.

1849 Sebastian Kneipp wurde im Georgianum ins Priesterseminar aufgenommen.

Zu diesem Zeitpunkt war er praktisch schon gesund, fuhr aber mit seinen Selbstanwendungen weiterhin fort. Unter den Studienkollegen fand er auch bald seine ersten Patienten.

1852 Sebastian Kneipp wurde im Dom von Augsburg zum Priester geweiht.

1855 Kaplan Kneipp wurde Beichtvater des wiedererrichteten Klosters der Dominikanerinnen in Wörishofen. Zu seinen Aufgabe gehörte auch die Wiederbelebung der klösterlichen Landwirtschaft. Dem Kloster war außerdem ein Waisenhaus angeschlossen, in dem der Beichtvater viel Zeit verbrachte. Von daher stammte auch sein Interesse für Kindererziehung, mit der er sich in seinen Schriften und Vorträgen ausführlich beschäftigte.

1880 Nach dem Tode des Wörishofener Pfarres Ziegler wurde Sebastian Kneipp zu dessen Nachfolger ernannt.

Als Pfarrer hatte er von nun an einen ständigen Kontakt mit leidenden Menschen und so entdeckte der Heiler Kneipp seine zweite Berufung. Bald kamen Kranke aus der ganzen Umgebung, um bei dem Wörishofener Pfarrer das zu finden, was ihnen die damalige Medizin nicht geben konnte. Von den Medizinern wurde Kneipp schärfstens angefeindet – wegen der Anmaßung und wegen des „Hokuspokus“ von Behandlung, wie seine Wasserkur der berühmte Kliniker Prof. Ziemssen nannte.

1884 Das erste Buch von Sebastian Kneipp – „Meine Wasserkur“ erschien. Der Pfarrer diktierte es einem Sekretär, den ihm der Erzabt vom Kloster Beuron zur Verfügung gestellt hatte.

Kneipp verband dieses Buch mit der Hoffnung, seine Leser zur Selbstbehandlung zu bewegen und dadurch den Strom der Patienten, der in kurzer Zeit beträchtliche Ausmaße angenommen hatte, zu drosseln. Das Gegenteil aber passierte: Wörishofen wurde zu einem Wallfahrtsort für Kranke.

1889 erschien das zweite Buch „So sollt ihr leben". Neben dem Zustrom der Kurgäste setzte auch eine Flut an Zuschriften ein. Kneipp schätzte sie in seiner Selbstbiographie auf etwa 83 täglich, die er alle gewissenhaft beantwortete.

1891 kam das nächste Buch „Rathgeber für Gesunde und Kranke" auf den Markt. In diesem Jahr begann Kneipp außerdem mit den regelmässigen Vorträgen vor seinen Patienten.

1893 Erzherzog Joseph von Österreich-Ungarn kam nach Wörishofen, um sein Ischias zu heilen. Kneipp schaffte das, was vor ihm die berühmtesten Kapazitäten seiner Zeit nicht konnten, er heilte den Erzherzog. Dadurch gewann er einen einflußreichen Förderer.

Auf die Fürsprache des Erzherzogs hin wurde Kneipp sogar vom Papst Leo XIII. empfangen und zum päpstlichen Geheimkämmerer ernannt. Seitdem trug er den Titel Monsignore.

Seit dem Besuch des Erzherzogs interessierte sich auch der internationale Adel für die Kneippsche Therapie. So wurde Wörishofen bald zu einem Treffpunkt von Honorationen. Aus dem einfachen Bauernpfarrer ist ein Mann mit Weltruf geworden.

1894 Kneipp veröffentlichte „Mein Testament“„ in dem er seine Gedanken zur Gesundheit noch einmal zusammenfaßte. Gegenüber dem ersten Buch „Meine Wasserkur“ ist er – wie er selber schrieb – milder und weniger streng geworden. Die Grundgedanken seiner Medizin haben sich aber mit der Zeit eher verfestigt.

1897 Am 17. Juni starb Sebastian Kneipp im Alter von 76 Jahren an Krebs. Seine Medizin war in der kurzen Zeit seines Wirkens bereits so bekannt geworden und fand so viele einflußreiche Förderer, daß sich genug Nachfolger fanden, die sein Erbe aufnahmen.

Auch die wissenschaftliche Medizin hat schrittweise die Richtigkeit seiner Lehre bewiesen und in ihr Therapiekonzept mit aufgenommen.

Quellennachweis

(1) III, S. VIII
(2) II, S. 2
(3) III, S. 57
(4) I, S. 219
(5) I, S. 3
(6) I, S. 119
(7) I, S. 64
(8) I, S. 7
(9) III, S. IV
(10) II, S. 5
(11) I, S. 39
(12) I, S. 22
(13) I, S. 16
(14) I, S. 92
(15) III, S. 13
(16) I, S. 222
(17) I, S. 294
(18) I, S. 63
(19) I, S. 15
(20) III, S. VII
(21) I, S. 46
(22) I, S. 135
(23) I, S. 64
(24) I, S. 191
(25) III, S. V
(26) III, S. 43
(27) I, S. 12
(28) I, S. 195
(29) I, S. 14
(30) I, S. 28
(31) IV, S. 44
(32) II, S. 114
(33) III, S. VI
(34) III, S. 4
(35) III, S. 5
(36) III, S. 27
(37) III, S. 13
(38) III, S. 14
(39) II, S. 107
(40) III, S. 52
(41) I, S. 275
(42) III, S. 30
(43) II, S. 107
(44) I, S. 4
(45) II, S. 80
(46) I, S. 145
(47) I, S. 259
(48) II, S. 94
(49) I, S. 260
(50) I, S. 275
(51) II, S. 103
(52) II, S. 103
(53) IV, S. 45
(54) I, S. 178
(55) III, S. 61
(56) III, S. 62
(57) IV, S. 44
(58) III, S. 68
(59) III, S. 63
(60) III, S. 67
(61) III, S. 89
(62) III, S. 69
(63) III, S. 70
(64) II, S. 104
(65) II, S. 105
(66) III, S. 101
(67) IV, S. 44
(68) III, S. 59
(69) I, S. 260
(70) II, S. 57
(71) II, S. 57
(72) III, S. 75
(73) I, S. 260
(74) II, S. 51
(75) II, S. 55
(76) II, S. 98
(77) III, S. 75
(78) III, S. 77
(79) III, S. 84
(80) III, S. 82
(81) III, S. 81
(82) III, S. 96
(83) III, S. 86
(84) III, S. 92
(85) III, S. 92
(86) IV, S. 45
(87) III, S. 94
(88) IV, S. 45
(89) IV, S. 45
(90) II, S. 17
(91) II, S. 67
(92) II, S. 68
(93) I, S. 11
(94) III, S. 14
(95) I, S. 11
(96) I, S. 8
(97) III, S. 22
(98) I, S. 225
(99) I, S. 5
(100) I, S. 4
(101) III, S. 7
(102) II, S. 62
(103) II, S. 64
(104) I, S. 7
(105) II, S. 70
(106) II, S. 45
(107) III, S. 29
(108) III, S. 32
(109) III, S. 37
(110) III, S. 142
(111) III, S. 40
(112) III, S. 141
(113) III, S. 143
(114) III, S. 38
(115) III, S. 39
(116) I, S. 25
(117) I, S. 30
(118) I, S. 26
(119) I, S. 27
(120) I, S. 32
(121) I, S. 34
(122) III, S. 35
(123) II, S. 8
(124) II, S. 38
(125) II, S. 8
(126) II, S. 12
(127) IV, S. 44
(128) III, S. 101
(129) III, S. 104
(130) II, S. 19
(131) II, S. 20
(132) II, S. 22
(133) III, S. 107
(134) II, S. 26
(135) III, S. 109
(136) II, S. 33
(137) III, S. 117
(138) III, S. 140
(139) II, S. 28
(140) II, S. 30
(141) III, S. 99
(142) II, S. 114
(143) III, S. 45
(144) I, S. 162
(145) I, S. 17
(146) III, S. 43
(147) I, S. 61
(148) IV, S. 46
(149) I, S. 65
(150) I, S. 18
(151) I, S. 211
(152) I, S. 211
(153) I, S. 212
(154) I, S. 40
(155) I, S. 40
(156) I, S. 45
(157) I, S. 46
(158) I, S. 73
(159) I, S. 77
(160) I, S. 85
(161) I, S. 85
(162) I, S. 89
(163) I, S. 89
(164) I, S. 209
(165) I, S. 100
(166) I, S. 101
(167) I, S. 95
(168) I, S. 18
(169) I, S. 56
(170) I, S. 58
(171) I, S. 18
(172) I, S. 21
(173) I, S. 106
(174) I, S. 107
(175) I, S. 52
(176) I, S. 52
(177) I, S. 53
(178) I, S. 56
(179) I, S. 58
(180) I, S. 60
(181) I, S. 83
(182) I, S. 252
(183) I, S. 63
(184) I, S. 259
(185) I, S. 261
(186) I, S. 210
(187) I, S. 125
(188) I, S. 127
(189) III, S. 5
(190) I, S. 131
(191) I, S. 134
(192) I, S. 135
(193) I, S. 137
(194) I, S. 164
(195) I, S. 155
(196) I, S. 158
(197) I, S. 96
(198) I, S. 167
(199) III, S. 23
(200) I, S. 116
(201) I, S. 189
(202) I, S. 190
(203) I, S. 211
(204) I, S. 216
(205) I, S. 11
(206) I, S. 89
(207) I, S. 108
(208) I, S. 139
(209) I, S. 27
(210) I, S. 225
(211) I, S. 28
(212) IV, S. 45
(213) I, S. 250
(214) I, S. 52
(215) II, S. 75
(216) I, S. 26
(217) I, S. 224
(218) I, S. 274
(219) I, S. 275
(220) IV, S. 46
(221) I, S. 292
(222) I, S. 57
(223) I, S. 76
(224) I, S. 92
(225) III, S. 30
(226) IV, S. 47
(227) III, S. 111
(228) III, S. 141
(229) IV, S. 42

Nachwort

Es ist unbestritten: Sebastian Kneipp ist eine säkulare Erscheinung. Gegen alle Widrigkeiten des Schicksals, bitterste Not und lebensbedrohende Krankheit setzte er sich mit unbeugsamem Willen und unwandelbarem Gottvertrauen durch, erreichte nicht nur sein von Kindheit an verfolgtes Ziel, sondern wurde durch das eigene Krankheitserlebnis zum großen, weltberühmten Heiler seiner Zeit, ja unter die „Helfer der Menschheit“ eingereiht. Der Herausgeberin ist es zu danken, daß sie anhand von Originalzitaten beweist, wie vielseitig Sebastian Kneipp war, daß er weit mehr war als nur der „Wasserdoktor“, als der er immer wieder abqualifiziert wird.

Es ist verblüffend, wenn man beim Studium seiner Werke feststellen kann, wie weit der Dorfpfarrer Kneipp seiner Zeit voraus war und wie aktuell im Grundsätzlichen seine Lehre vom vernünftig geführten und damit gesund erhaltenden Leben und naturgemäßen Heilen heute erst ist, ob es sich nun um die Stärkung der Abwehrkräfte des Körpers und der Seele, die Bedeutung der „Übung der Körperkräfte“ durch Arbeit, Sport und Spiel, den Wert einer möglichst naturbelassenen Ernährung bis zur Empfehlung, das Korn zu schroten, die Verwendung pflanzlicher Heilmittel und auch die Pflege des Geistes- und Seelenlebens handelt. Heute hat Kneipps Physiotherapie einen gesicherten Platz in der Gesamtmedizin, kann einen Ausweg aus der Krise unseres Gesundheitssprich Krankheitswesens bedeuten.

Als medizinischer Laie hat Kneipp seine Grenzen klar erkannt und deshalb die Mitarbeit der Ärzte gesucht, schließlich diesen sein Werk nicht nur zur Übernahme, sondern auch zur Fortentwicklung übergeben. Dies hat den Bestand seines Therapiesystems gesichert.

Deutlich kennzeichnen den Wandel die Stimmen zweier medizinischer Kapazitäten:

1896 urteilte der führende Kliniker Prof. Dr. Ziemssen:

„Aufs tiefste müssen wir es bedauern, daß sich Ärzte so weit herabwürdigen konnten, zu Helfershelfern des Kneippschen Hokuspokus zu werden. Wir weisen solche Afterärzte von der Schwelle der heiligen Wissenschaft."

1986 bekannte der international angesehene Physiologe und Sozialmediziner Prof. Dr. Schaefer, Heidelberg, bei einem Ärztekolloquium in München:

„Sebastian Kneipp war und ist der Wegbereiter einer kommenden Medizin, Leitbild für eine gesundheitsbewußter lebende Gesellschaft. Kneipp war ein hellsichtiger Mann, ich verneige mich vor seinem Genius und seinem Ethos."

Ludwig Burghardt, Kurdirektor a.D. Bad Wörishofen